深受家长信赖的奶爸儿科医生

张亚停：
儿科医生说

专业儿科医生给中国家长的贴心话

张亚停 著

吉林科学技术出版社
JILIN SCIENCE & TECHNOLOGY PUBLISHING HOUSE

图书在版编目（CIP）数据

张亚停：儿科医生说 / 张亚停著. — 长春：吉林科
学技术出版社，2017.6
ISBN 978-7-5578-1926-2

Ⅰ．①张… Ⅱ．①张… Ⅲ．①小儿疾病—防治 Ⅳ．
① R72

中国版本图书馆 CIP 数据核字（2017）第 057546 号

张亚停：
Zhang Yating:

儿科医生说
Erke Yisheng Shuo

著　　　张亚停
出 版 人　李　梁
责任编辑　孟　波　端金香　宿迪超
封面设计　长春市一行平面设计有限公司
制　　版　长春市一行平面设计有限公司
开　　本　710mm×1000mm　1/16
字　　数　280千字
印　　张　20
印　　数　1—8 000册
版　　次　2017年6月第1版
印　　次　2017年6月第1次印刷

出　　版　吉林科学技术出版社
发　　行　吉林科学技术出版社
地　　址　长春市人民大街4646号
邮　　编　130021
发行部电话/传真　0431-85635177　85651759　85651628
　　　　　　　　　　85652585　85635176
储运部电话　0431-86059116
编辑部电话　0431-85610611
网　　址　www.jlstp.net
印　　刷　长春新华印刷集团有限公司

书　　号　ISBN 978-7-5578-1926-2
定　　价　39.90元

编者按

拥挤的人潮，繁复的检查，灰暗的医院。

每一位母亲的心头肉，每一个父亲的小心肝。

——引言

看病难，看儿科更难，每一个儿科医院，每一个儿科科室都是摩肩接踵、人满为患。无论什么原因，无论何种情况，父母都选择带孩子去医院，这是为什么，是因为我们不懂。因为不懂所以我们焦虑，我们不安，我们只能去医院。

儿科知识的普及迫在眉睫，儿科知识的传播出版行业当仁不让。

儿科是一个特别的体系，他不是以疾病的种类命名，而是以一类人命名，因此其虽为一科，却包罗万象，内容不但涉及人体的所有方面，还包括了针对儿童独有的内容。如此复杂的内容，家长该知道什么，该会做什么，是一个困扰家长许久的问题。

直到当医生做了家长，当一个人有儿科医生与奶爸的双重身份，我们才懂。家长需要知道的不是正确的理论知识，更不是医生的治疗手段；家长只要知道孩子出现各种情况在家应该如何应对、治疗，什么时候该带孩子看医生，医院正常会做什么检查，就能满足家长的需求。

这本书不想讲述那些高深的医学理论，只想告诉每一位家长你需要知道的内容，你需要会做的事情，让家长遇见孩子生病不再迷茫，不再焦急，不再惊慌，能够有条不紊的照顾孩子，这就是作者和我们出版人共同的期待和责任。

六六妈妈&宿迪超

推荐序

　　提及孩子生病，家长们都非常惊恐。惊恐的原因就是恐怕孩子错过治疗的最佳时机。由于孩子不会很好表达自己的身体状况，出现不适、生病时，只能通过哭闹等方式表达，导致家长相当揪心。发现孩子不适，家长们基本上就是通过自身、家人和朋友的经验或各种方式查找可能的原因和治疗方法。可是查找过程中就会发现，一种现象会有许多原因所致，有些原因还相当恐惧；一个问题会有好几种治疗方法，而且似乎又相互矛盾；同一种疾病转归不同，会有很大差距。这样一来，本意仅是寻找一点支持，结果查找后会变得惊恐起来。的确，各路信息来源不同；各种疾病病因不同；各种现象原因各异。作为没有受过医学正规教育的家长来说，临时查找不适、疾病的相关内容，很难获得清晰、简明、准确、易懂的信息来源。而目前这样形式的信息并不多。非常欣喜张亚停医生撰写了《张亚停：儿科医生说》一书，通过简单、准确、易懂、清晰的形式，介绍了儿童常见的问题和疾病。使在孩子生病时惊恐的妈妈能够快速获得准确移动的信息，无疑是给家长吃了定心丸，也使家长需要带孩子看病时，能更加有效地与医生交流，为孩子快速康复打下基础。

　　作为年长于张医生的儿科医生的我，非常感谢张医生能够为家长撰写了这样一本全面、实用的书籍，不仅为家长排忧解难，也为医生和孩子家长之间架起了有效沟通的桥梁！

北京崔玉涛育学园儿科诊所院长

崔玉涛

推荐序

我和张亚停医生认识有一段时间了，也算是忘年交的老朋友了，他告诉我他写的书要出版了，作为儿科的前辈，我非常开心。

我一直坚持做公益育儿科普，亚停医生也坚持做育儿方面的科普，为家长解答他们育儿过程中碰到的各种疑惑，我看过他在新浪微博上写的微博及科普文章，发现亚停医生微博写的"儿科医生说"系列科普文章内容丰富，知识性强，对广大家长非常有帮助。

平时亚停医生总是向我请教育儿科普方面的问题，他有很多特别棒的观点和想法，我也会将自己多年的工作经验和育儿科普经验与他交流，并告诉他在儿科医生的工作中要做到精益求精，在育儿科普中要坚持不断地学习和更新知识。在和他交流的过程中我能够感受到他对儿科工作的热爱和对孩子的喜爱，也非常认同他对育儿科普的投入。

我很欣慰地看到，年轻的亚停医生认真地给家长们写了一本很棒的有关宝宝健康的育儿书籍，对广大家长来说，这本书可以切实地帮助家长解决他们面对宝宝生病后所遇到的各种问题，书中的内容并非只从医生的角度解决问题，更多的是亚停医生站在一名父亲的角度上，站在家长的角度上来思考，是非常适合每一位家长拥有的一本书。

最后，我衷心地希望你们的孩子都能健康快乐地成长。

著名儿科专家

张思莱

推荐序

还记得张亚停当年在我院儿科求学的样子：踏实，认真和积极向上。一次一个关于儿童血液病的问题难倒了他，为了解决这个问题，他彻夜查阅文献资料，虚心求教并且进行总结，然后第二天就向我汇报查询结果及他对这个疾病的诊疗方案。只有经过临床历练才有机会成为经验丰富的医生。

亚停还是一个具有良好医德的医生。无论是在儿科门诊还是病房，他对来看病的孩子特别友好，全心全意地为生病的孩子付出，尽自己所能来帮助生病的孩子尽快恢复，深得患儿家长的信任，这让我深感欣慰，因为只有热爱自己的工作、热爱自己的患儿的医生才能成为一个好的儿科医生，才能让更多的患儿重获健康。

作为他的硕士研究生导师，工作后的部门主任，我一直关注着他的成长。大学的平台要求每个医生不能成为简单的"医匠"，要努力成为"临床科学家"，必须"医、教、研"齐头并进。看到他对于儿科疾病的认识越来越深、专业技能越来越强，在繁忙的工作之余还坚持做育儿科普，用通俗易懂的语言向家长传播育儿知识和经验，让更多的家长在育儿的过程中少走弯路，并且在育儿科普方面做得小有成就，我很高兴。

《张亚停：儿科医生说》这本书的内容，不但全面细致，而且与时俱进：基本包含了儿科常见的疾病，对每一个疾病都进行了详细的描述。其中宝宝为什么会生病，生病后家长需要做什么，什么时候需要带宝宝看医生，医生如何治疗……都是家长经常遇到的常见问题。该书可以作为医生诊室外的补充，家长在带宝宝看病前后都可以对照检查，这样遇到宝宝生病后就不会太紧张，并且知道如何护理生病的宝宝，因此，我非常乐意向各位家长推荐这本值得一读的好书。

中山大学孙逸仙纪念医院儿科主任

方建培

推荐序

　　给亚停的书写序，我还是有些忐忑的，因我对医学知识了解不多，不过我一直对医学知识充满好奇并渴望学习，自从有了孩子后，我就更加关注育儿方面的医学知识。认识亚停有一段时间了，也关注了他的微博，看到他发出很多有关育儿和宝宝健康方面的微博和文章，他每天还不厌其烦地回答很多家长的提问，帮助家长们解答他们在养育孩子过程中碰到的各种问题，我也从中学到不少的育儿知识。相信每一位家长最怕的就是孩子生病，我也不例外；每当我们家麦穗小公主生病时，我和她妈妈都非常紧张，这时我总能想到亚停医生，我就会咨询他宝宝生病后如何处理。还记得有一次麦穗发烧，我们全家都急坏了，亚停告诉我们如何正确的护理和对待宝宝发烧，我们按照他说的方法处理后，宝宝就很快恢复了。

　　他写的"儿科医生说"系列科普通俗易懂，实操性很强，我几乎每篇都看。听说最近他把宝宝疾病方面的科普集结起来要出新书，我感到非常开心，也很期待这本新书的出版。我详细地看了这本书，这本书就是专门为了我这样的孩子父母写的，是一本有关宝宝生病后家长怎么办的好书。有了这本书，以后当我家的小公主再生病的时候，我就不会再那么不知所措，着急去医院了，我可以按照书中的知识和方法来解决这些疾病问题。我把这本书推荐给更多的、有需要的家长，因为作为一名父亲，我深刻地知道这本书能够帮助我们多少，这本书一定会让更多的家长受益。

中共中央党校国际关系与国家统一研究室主任

赵磊

推荐序

儿科医生张亚停是我特别要好的朋友。有人说同行是冤家，但是我和张医生却完全没有这样的问题，相反同是儿科医生的我们不但有相同的职业理念，还有共同的理想，我们常常互相鼓励一起为儿科事业努力着。

同在广州生活工作的我们，见面聊得最多的还是儿科医疗，例如，对某种疾病诊疗指南的更新作何解读？临床中遇到有趣或是疑难病例，我们怎样处理？微博上又有哪些热点话题值得好好科普？让一个个小患者能够接受到更专业、更好的治疗是我们共同的职业理念。

我经常浏览张医生微博的"儿科医生说"，很实用，字里行间能读到他希望能帮到更多家长的心情。后来他说想要出本书，问我该做哪些准备工作。我当即表示了支持，作为出过3本书的"过来人"，我也给亚停一些建议。写书是件并不轻松的工作。相比写微博而言，写书需要更强的规划，更严谨的查证和付出更多的时间。但是，我们也深知看微博的家长是少数，而图书则是家长们更容易接受的阅读物。

经过一年多的筹备，亚停告诉我，书写成了。在阅读了书稿之后，我能感到每一句话、每一个词的用心良苦，能看到他为这本书付出的心血，能感受他对儿科的热爱！

这本书从家长的角度出发，让我看到了张医生作为一名奶爸的改变，他不再单一以医生的角度来看问题了，作为一名奶爸，他更注重考虑家长的需求，期望给家长提供便于阅读的科普知识，帮助每一位家长解决育儿问题。

诚意推荐给大家。

知贝儿科创史人，医生妈妈

欧茜

序

我是一名儿科医生，同时也是两个孩子的父亲，作为儿科医生，我看过许多宝宝，也面对过很多家长，我非常了解家长最需要知道的是什么，宝宝最需要什么样的照顾和护理。同样作为家长，我也非常理解其他家长在碰到宝宝生病，或宝宝看似健康，但却有困扰家长的问题（比如喂养问题）时的焦虑、恐慌和压力。

还记得考研究生时，要面临选择专业，决定未来的工作方向，我当时毫不犹豫地选择了儿科专业。因为当时在儿科实习，看到一个个小病人都那么的可爱，但是却由于病痛失去了往日的笑颜，直到小病人出院时才重新绽放出那迷人的笑脸，我就决定了，我要成为一名儿科医生，帮助每一位可爱的宝宝赶走病痛，重获笑颜。

之后我就报考了中山大学儿科学专业，并以优异的成绩毕业，毕业后留在中山大学孙逸仙纪念医院儿科工作。然而当我真正参加工作后才知道，儿科医生是比较难做的，也是非常辛苦。儿科是"哑科"，因小的宝宝压根不会讲话，大的宝宝表述症状也不一定清晰，并且很多宝宝不能像成年人那样配合检查，甚至在看医生的过程中还会不停地哭闹，这就需要我有足够的耐心和宝宝交流，安抚宝宝配合做检查，并且和家长充分沟通宝宝的病情。过程虽然艰辛，但是我却从中感受到了快乐，特别是看到宝宝们疾病痊愈后开心的笑容时，家长对我说"张医生，谢谢您"时，我感到万分欣慰，觉得自己的辛苦、付出都是值得的。

我先后在中山大学孙逸仙纪念医院儿科及和睦家医疗儿科工作，在公立医院时看的病人多，和家长的沟通时间有限；在私立医院工作时，病人是预约制，看的病人少，但可以和家长充分地沟通。作为一名在体制内外都工作过的儿科医生，我看过很多的宝宝，也和很多家长充分沟通过，我经常被家长问到各式各样的问题，虽然问题很多，但在看诊的过程中我发现很多家长问的问题都是有共性的，每个家长都有着相同或相似的问题。为了帮助更多的家长解决儿科问题，我就将我看诊过程中家长经常问到的问题写成了"儿科医生说"系列科普文章发布在微博和微信公众平台等自媒体上，并开展了许多场的线上和线下的讲座。家长们看过我的自媒体文章或听完我讲座后都反馈他们学习到了很多诊室以外的知识，知道了如何正确对待和护理生病的宝宝。当我看到这些科普文章真的能够解决家长们的问题时，就萌生了写一本书的想法，这样我不但可以普及更多的知识，也能帮到更多的家长，因为同样作为一名父亲，我深刻地了解当孩子生病和状态不好时，家长那不安的心。宝宝在成长的过程中难免会生病，比如发热、感冒、肺炎、腹泻、便秘、过敏等，而作为家长，在宝宝生病后往往比较紧张和焦虑，想知道宝宝为什么会生病，家长需要做什么，什么情况下需要带宝宝看医生，看医生时会做什么检查和治疗，以及如何预防宝宝得相应疾病。大家都知道，目前儿科病人很多，儿科医生都很忙，给每个宝宝看诊的时间非常短，没有时间把疾病给家长解释得很详细，本书将为大家介绍儿科门诊中最常见的疾病，在宝宝生病后，家长可以找到相关的章节和相应的疾病，书中将告诉您当宝宝遇到这种情况，家长怎么护理，什么情况下才需要紧张或担心，什么情况下才需要带宝宝看医生。本书可以作为医生诊室之外的补充，让家长碰到宝宝生病后不用再紧张，也可以解答家长关于宝宝常见疾病的疑问。

在这本书即将出版之际，我要特别地感谢我的老师方建培，是他把我培养成了一名儿科医生，我还要特别感谢崔玉涛老师、张思莱老师、欧茜医生、赵磊老师等为本书提供宝贵意见；我还要衷心的感谢我的中山大学孙逸仙纪念医院及和睦家医疗的同事的帮助，当然我还要感谢看我门诊的家长，以及关注我微博、听过我讲座的家长，感谢你们一直的信任和支持；在此我还要感谢在背后一直默默支持我和辛苦付出的我的父母、爱人和我的弟弟妹妹，也要感谢我的女儿晨希和儿子晨晗，他们是我写作灵感的源泉。

张亚停

目录 mulu

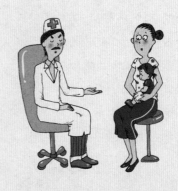

第 **3** 章

眼 部 / 111

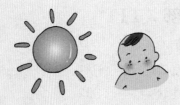

第 **4** 章

耳鼻喉 / 121

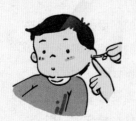

第 **5** 章

口　腔 / 144

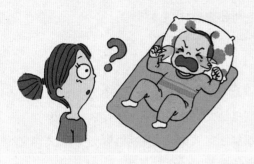

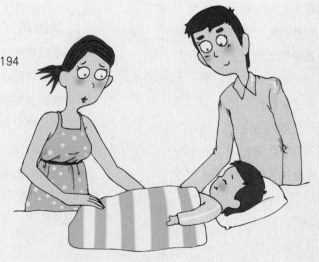

第 ❽ 章

生殖系统、泌尿系统 / 233

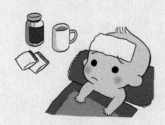

第三篇
疫苗接种

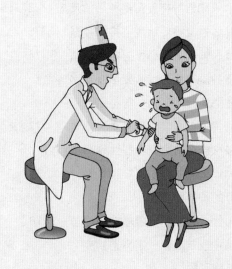

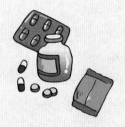

第四篇
宝宝常做的检查解读

第五篇
微量元素和钙

第六篇
那些疾病之外的问题

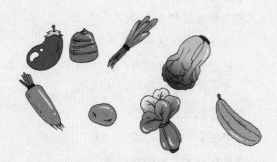

第一篇

当您的宝宝

生病时

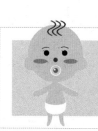

带宝宝
看病的技巧

宝宝在成长的过程中难免生病,生病后很多家长都会带宝宝就医。大家都知道现在看病难,看儿科医生更难。很多家长都有带宝宝看儿科医生的经历,通常要等很久才能看上,并且有时觉得要问的问题还没有问完,医生就已经看完了。如何有效利用给宝宝看病的机会呢?其实,从预约挂号到医生看诊,再到配合医生治疗,都是有技巧的。掌握这些技巧,不仅可以让看病的过程更顺利,也可以达到更好的治疗效果。

选择合适的医院和儿科医生

★确认就医医院是否设有儿科门诊和儿科住院病房

就医前,家长应该先确认想要就医的医院的情况。请注意,有的医院是没有儿科的;有的医院有儿科门诊,却没有儿科住院病房;有的医院儿科白天看诊,晚上不看诊。家长要先了解清楚,以免白跑一趟。

★提前预约或挂号

现在很多医院开通了网络预约、电话预约及微信预约服务,家长可以通过自己熟悉的途径预约儿科医生。有时一些知名儿科医生的号很难预约,家长更要提前做好准备。有的医院除预约外,还需要到现场挂号,家长最好提前挂号,或拜托离就医医院近的亲戚朋友挂号,以免影响就医。事实上,在很多国家,就医都采用预约制,这样患者和医生都可以合理安排时间。如果宝宝病情危急,必须尽快就医,就医医院儿科医生也会根据宝宝的情况进行紧急处理。

第一篇
当您的宝宝生病时

第二篇
宝宝常见疾病

第三篇
疫苗接种

第四篇
宝宝常做的检查解读

第五篇
微量元素和钙

第六篇
那些疾病之外的问题

★明确目的，去对应科室就医

目前儿科医院是分专科的，家长可根据宝宝的症状选择相应的科室。如果宝宝咳嗽，需要看儿童呼吸专科；如果是儿童癫痫，需要看儿童神经专科；如果宝宝有血液系统疾病（如白血病），需要看儿童血液专科。诸如此类。

在一些综合性医院就医时，家长要注意，综合性医院的儿科通常是不分专科的，要根据宝宝的具体情况挂相应专科的号。比如，宝宝有皮肤问题，要看皮肤科；宝宝有眼睛问题，要看眼科；如果是宝宝鼻部的问题，要看耳鼻喉科。在预约或挂号时，家长一定要弄清楚这位医生能不能看相应的疾病，以免好不容易排队轮到自己，医生却看不了，又要重复预约或挂号，会浪费很多时间和精力。

★提前选择信任的儿科医生

现在很多医院都有自己的网站，在网站上一般会介绍医生的情况及出诊时间。家长可以在网上初步了解医生的专长，以便选择合适的儿科医生。也可以从邻居、同事、亲戚们那里打听口碑好的儿科医生，如果大家都认为某位儿科医生不错，家长可以优先选择该医生。一旦选择了某位儿科医生，就要给他/她充分的信任。如果不信任医生，就医的体验和治疗效果都会大打折扣。

准备好宝宝就医需要的用品

★就医需要的证件、材料

◇宝宝的病历，如果之前曾就医，有门诊病历和住院病历，可以一起带着。

◇宝宝之前做过的检查结果，如胸部X线片、血常规等。

◇宝宝正在使用的药物，如携带不方便，可用手机拍照，就医时给医生看。

◇宝宝的医疗保险（医保卡）和／或商业保险材料。

◇儿童保健手册、预防接种手册，如果是做儿童保健会用到。

◇家长的身份证，有时给宝宝办理住院手续需要用。

★宝宝的个人用品

◇替换衣物，尤其是对于有呕吐、腹泻症状的宝宝，需多带一套衣物，以备不时之需。

◇毯子，有时就医等待时间较长，当气温或环境温度较低时，可以用毯子为宝宝取暖。

◇纸巾和尿不湿（纸尿裤），尤其是带小宝宝就医时，宝宝有大小便可及时更换、清理。

◇宝宝喜欢的玩具，可以缓解宝宝的紧张情绪，也可以让宝宝安静地等待就医，不会在医院复杂的环境中到处跑。

★食　物

如果是配方奶喂养的宝宝，要准备好奶瓶、奶粉，以便宝宝饿时及时冲调。大的宝宝也要带一些饮料和食物，如水果、牛奶、水等。

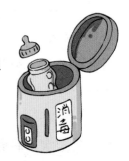

★退热药物

如果就医时宝宝正在发热，家长需要自带一些退热药物，需要时可以及时给宝宝服用。

第一篇
当您的宝宝生病时

第二篇
宝宝常见疾病

第三篇
疫苗接种

第四篇
宝宝常做的检查解读

第五篇
微量元素和钙

第六篇
那些疾病之外的问题

配合医生检查的技巧

★让宝宝提前熟悉就医的过程

平时可以让宝宝看一些有关医生检查身体的图书或视频，最好医生是卡通形象的。当宝宝了解就医是什么、需要做什么之后，就医时可以告诉宝宝要去看河马医生或小熊医生，这样会让宝宝更容易接受。也可买一套医疗玩具，平时和宝宝玩医生看病的游戏，进行情景预习，家长可以提前告诉宝宝就医时怎样张嘴配合，或者模拟医生给宝宝听诊，让宝宝提前熟悉看病的过程。

平时家长不要用"打针"来吓唬宝宝。如果宝宝把就医和打针联系起来，看到医生或护士时就会紧张，给医生看病带来困难。

★许诺给宝宝适当的奖励

比如就医前告诉宝宝，如果配合医生检查，可以给宝宝买心仪已久的玩具，或非常想吃的食物。

★做好就医前的准备

就医前最好让宝宝吃饱，免得检查过程中宝宝因为饥饿而哭吵，影响医生检查。同时，尽量给宝宝穿宽松、有扣子的衣服，这样检查起来方便一些。

★家长要用放松的心态配合医生

虽然生病的是宝宝，但在医生检查宝宝时家长也要放松，心态尽量平和，就算宝宝哭吵也不要批评指责，要尽可能配合医生安抚宝宝。如果家长表现得很焦虑、紧张，宝宝就会更紧张。

33

★让宝宝知道检查并不可怕

带上平时宝宝玩的毛绒玩具或洋娃娃，让医生先检查玩具，再检查宝宝；或者让医生先检查家长，然后再看宝宝，宝宝可能就不会太紧张。

尽管检查时大的宝宝可以自己坐下或躺下，但如果宝宝觉得紧张，可以抱起宝宝，在爸爸妈妈怀里宝宝会比较放松。

如何和医生有效沟通

★给医生充分的理解和尊重

在前面也强调过，既然选择了某位儿科医生，就要给医生充分的信任和尊重。医生每天要面对很多生病的宝宝，有时语气和态度可能会让家长觉得不太友好（事实上，主要原因是医生比较忙），请不要和医生发生冲突或口角，这对宝宝就医没有任何益处，还会严重干扰医生的工作。

★让最清楚宝宝病情的人与医生沟通

如果平时是家中长辈或保姆带宝宝，就医时最好一同前往，因为他们平时照顾和护理宝宝，最清楚情况。

★提前准备向医生咨询的问题

可以将想要咨询医生的问题提前按重要程度递减的顺序准备好，记录在纸上或手机上，以便就医时使用。咨询问题时，尽量先咨询最想了解、最重要的问题，因为医生都很忙，给每个宝宝分配的就医时间是有限的。

第一篇 当您的宝宝生病时

第二篇 宝宝常见疾病

第三篇 疫苗接种

第四篇 宝宝常做的检查解读

第五篇 微量元素和钙

第六篇 那些疾病之外的问题

★用手机记录宝宝的病情

宝宝的某些疾病表现变化比较快，家长可以用手机拍成图片或视频，就医时给医生参考。比如宝宝有皮疹，但就医时可能已经消失；或者宝宝大便中有血丝，但不方便保存和携带；或者宝宝夜间咳嗽严重。这些情况都可以拍成图片或视频，就医时可以帮助医生更直观地了解宝宝的情况，以便更准确地诊断宝宝的疾病。

★将诊断和治疗交给医生

和医生沟通宝宝病情时，不要越俎代庖，比如和医生说"我觉得宝宝是肺炎"。判断宝宝病情是儿科医生的工作，家长能做的是详细描述宝宝的病情。

医生会做什么

★询问宝宝的病程及解答家长最关心的问题

儿科医生会向家长或最了解情况的人了解宝宝生病的过程，并解答家长最关心的问题。此外，医生会询问宝宝的看病经历、遗传病或慢性病的家族史，以及宝宝之前有无过敏等。

★给宝宝做体格检查

根据宝宝生病的情况，儿科医生会做一些重点检查。如宝宝有咳嗽、流鼻涕等呼吸道症状，医生会详细检查宝宝的咽喉情况并进行肺部听诊；宝宝有耳朵疼、发热等症状，医生会详细检查宝宝的耳朵。

★做出疾病诊断

检查后，儿科医生会根据宝宝的病情和体格检查做出初步的诊断。当然，有时医生会要求给宝宝做实验室检查，如血常规、尿培养、胸部X线片等，然后结合相关检查结果诊断出宝宝所患的疾病。

★根据最初的诊断确定治疗方案

诊断明确后，儿科医生会制订相应的治疗方案。如宝宝病情严重，可能需要住院治疗，有时也会要求在门诊输液治疗。当然，如果疾病不严重，医生可能只开一些药物进行治疗，有时也会给宝宝进行雾化治疗。

★确定复诊方案

治疗进行后，儿科医生通常会告知家长宝宝何时需要复诊。如果医生忘记了，家长可以及时问一下医生，如"我家宝宝什么情况时需要复诊？"有时医生会提前开出复诊时需要的实验室检查，比如贫血宝宝治疗后要看一下贫血的改善情况，医生就会提前开出血常规。下次看医生时，可以先做检查再看医生，从而节省就医时间。

家长如何配合医生的治疗

★认真听医生的诊疗建议

如果有不明白的，家长要及时咨询医生，并询问医生什么情况需要带宝宝复诊及复诊时间。

第一篇
当您的宝宝生病时

第二篇
宝宝常见疾病

第三篇
疫苗接种

第四篇
宝宝常做的检查解读

第五篇
微量元素和钙

第六篇
那些疾病之外的问题

★明确处方的用法和用量

取药时要弄清楚所有药物的使用方法和用量。不明白的要及时咨询药房的药师，如药师不清楚，可以咨询医生。

★遵照医嘱实施治疗

家长应该按医嘱给宝宝实施治疗方案，比如医生开了口服抗生素，家长要确保按剂量喂药，并且要用足抗生素的疗程，千万不要因为疾病有好转就自行停药。

在应对宝宝的疾病方面，家长要明白儿科医生和家长是合作关系，医生和家长都希望宝宝尽快康复，所以要配合医生执行治疗方案；家长和宝宝之间则是合作和依从的关系，大多数情况下，院外治疗都是由家长执行和监督的，家长要确保宝宝接受治疗，比如药要给宝宝吃、雾化要给宝宝做，如果宝宝不配合，要想办法让宝宝配合，这样才能达到最好的治疗效果。

如何让宝宝配合吃药

★给药做"伪装"

尽管大部分儿童用的药物是甜味的，但很多宝宝还是不愿意吃。家长可以给药物做一下伪装，比如把药物放入宝宝喜欢吃的食物，也可以在药物中加些糖或果汁（当然，取药时要咨询药师能否这样做），这样宝宝更容易接受吃药。

★让味觉麻痹

对大宝宝而言，可以在吃药前吃些冰的东西，比如冰激凌、雪糕，或喝杯酸奶，冰冰的食物可以麻痹宝宝的味觉，这样宝宝更容易接受吃药。

⭐使用器具辅助喂药

对小宝宝而言，可以把药物倒入奶瓶，也可以用勺子或注射器喂药。一般小儿退热药里面都有滴管，用滴管喂药也是一个很不错的选择。

⭐不要骗宝宝吃药

有些家长告诉宝宝"这不是药，是糖"，不过家长要清楚，第一次可能会成功，但一般别想再骗第二次，而且会对宝宝以后吃药产生不好的影响。可以适当"贿赂"一下宝宝，比如承诺好好吃药就给宝宝买想要的玩具或想吃的食物，或者带宝宝出去玩。如果宝宝配合吃药了，家长一定要遵守自己的承诺。

如何评价治疗效果

⭐观察宝宝症状改善的情况

如果治疗有效，宝宝的症状会逐渐改善，比如退热、咳嗽减少、鼻塞缓解、腹泻次数减少等。

⭐观察宝宝的精神状态和食欲

家长最容易观察到宝宝的精神状态和食欲的改善情况，就宝宝的常见病（如感冒、腹泻等）而言，宝宝精神好转、食欲恢复是身体康复很关键的指征。

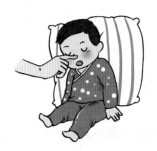

第一篇
当您的宝宝生病时

第二篇
宝宝常见疾病

第三篇
疫苗接种

第四篇
宝宝常做的检查解读

第五篇
微量元素和钙

第六篇
那些疾病之外的问题

治疗效果不好怎么办

★明确是处于恢复期，还是治疗不见效

很多疾病的治疗是需要时间的，比如由病毒感染引起的发热会持续3~5天，感冒症状（包括鼻塞、流鼻涕、咳嗽）一般会持续2周，腹泻一般会持续1周。家长要接受治疗的过程，如果宝宝精神好，疾病症状也在逐渐改善，此时是不需要再带宝宝频繁就医的。

★由首诊医生进行复诊，尽量不要更换医生

很多家长认为医生一次没看好就是医术不高，马上换医生再看。如此下去，每次就医，医生都要重新诊断和制订治疗方案，这对宝宝是非常不利的。而由首诊医生进行复诊，如果之前治疗效果不好，医生会及时调整治疗方案，并且医生会觉得家长十分信任他，会更加用心地给宝宝看病。如果首诊医生觉得对宝宝的疾病力不从心，一般会推荐家长带宝宝看另一个医生，或者建议住院治疗。

家长和医生对治疗意见有冲突怎么办

★要相信医生的专业素养

医生都想医治好自己的病人，这和家长希望宝宝的病情尽快好转是一样的。既然家长选择了这位医生，就应该给医生充分的信任，否则诊疗效果就会大打折扣，还不如不看。家长和医生的意见冲突，可以是育儿理念上的冲突，但不应该是诊疗方案上的冲突。儿科医生才是专业人士，医生一般都会根据宝宝的病情给出合理的治疗方案，然后由家长负责护理宝宝和执行医生的诊疗方案。

家人之间有意见冲突怎么办

★就医之前统一想法，或遵从医生的意见

带宝宝看病时，宝宝父母之间、父母与家中长辈之间，有时会有意见方面的冲突，尤其是年轻父母和长辈之间，由于有各自的育儿理念及护理方法，冲突还是很多的，但其实家中每个人的出发点都是一样的，都想宝宝尽快恢复。在就医之前，家中成员最好统一意见；如果仍有冲突，可以暂时搁置，就医时由医生判断。家长要记住，即使意见不合，也不要在诊室大吵大闹，因为这不但会影响家人之间的感情，也会影响医生对宝宝的诊疗。

宝宝生病需要输液治疗吗

★输液并不是首选的治疗方法

很多家长认为宝宝生病了就一定要输液治疗（也称"打点滴"），认为吃药比较麻烦，输液治疗康复更快，还可以补充营养，甚至有些家长会主动要求医生给宝宝输液治疗。但是，据世界卫生组织统计，70%以上的输液属于不必要的输液，合理的用药原则是"能口服的药物就不要肌肉注射，能肌肉注射的药物就不要静脉注射"。大多数情况下，口服药物都能起到很好的治疗效果，并控制疾病。虽然静脉输液时药物直接进入血液循环，会起效更快，但是如果有不良反应，也会出现得更快、更严重，并且可能导致宝宝出现输液反应。

★警惕输液反应

输液反应，是指输液过程中非原发病引起的全身或局部不良反应，是输液时由致热原、药物、杂质、药液温度过低或过高、药液浓度过高及输液速度过快等因素引起的急性症状，主要表现为发热反应（发热、寒战，停止输

第一篇 当您的宝宝生病时

第二篇 宝宝常见疾病

第三篇 疫苗接种

第四篇 宝宝常做的检查解读

第五篇 微量元素和钙

第六篇 那些疾病之外的问题

液后数小时内可自行恢复正常）、血清样反应（发热、关节疼痛、荨麻疹、全身淋巴结肿大、嗜酸性粒细胞增多、短暂性蛋白尿等）、过敏性休克（表现为大汗淋漓、四肢厥冷、呼吸困难、发绀、血压下降和昏迷等）、循环负荷过重（肺水肿，由于输液速度过快或短时间内输入过多液体所致，主要表现为呼吸困难、气急、胸闷、咳嗽、咯泡沫痰、两肺出现湿罗音等）、血管迷走性晕厥（俗称晕针，表现为突然头昏、眼前发黑、面色苍白、出冷汗、恶心，继而晕厥、意识丧失）。

★必要时才选择输液治疗

除导致不必要的输液反应外，输液还会引起宝宝疼痛和痛苦，并且价格较高，不仅增加了家长的经济负担，也浪费日益紧缺的医疗资源。而且输液多是在医院完成的，也增加了宝宝交叉感染的机会。因此建议能不吃药就不要吃药，能吃药就不要肌肉注射，能肌肉注射就不要静脉输液，这样不但减少宝宝的痛苦，也减轻了父母、医院的经济负担。当然，需不需要输液要由医生确定，比如宝宝在禁食情况下需要补充营养，脱水或有些休克时需要纠正脱水和扩容治疗休克，严重感染时需要静脉应用抗生素，在这些情况下还是需要输液治疗的。

宝宝生病后需要应用抗生素吗

★抗生素是杀死细菌的药物

抗生素是抵抗细菌感染的药物，主要是通过消灭体内的细菌发挥作用，宝宝常用的抗生素剂型包括冲剂、片剂和针剂。对严重细菌感染的宝宝而言，抗生素是有益的，甚至可以挽救生命；但是，如果在没有指征的情况下经常应用抗生素，就会造成宝宝对抗生素耐药，甚至严重感染时无药可用。常见的细菌感染包括：

◇咽喉炎（一部分由细菌感染引起）。

◇肺炎（由细菌引起的肺部感染）。

◇泌尿道感染（多由细菌感染引起）。

★抗生素对病毒感染是无效的

尽管抗生素对病毒感染是无效的，但家长往往相信是有用的，因为在病毒感染时给宝宝吃抗生素发现症状好转，而事实上吃或不吃抗生素均会好转。常见的病毒感染包括：

◇普遍感冒（由病毒感染造成）。

◇流行性感冒（由流感病毒造成）。

◇喉咙痛（通常由病毒感染造成）。

◇急性支气管炎或毛细支气管炎（大多由病毒感染引起）。

★滥用抗生素危害多

滥用抗生素带来的问题很多，常见的不良反应包括：

◇恶心、呕吐和腹泻甚至腹痛（抗生素的不良作用）。

◇皮疹、瘙痒等不适，甚至危及生命（抗生素造成的过敏反应）。

◇随着频繁应用抗生素，细菌也会变得越来越耐药，所以一些感染耐药菌的宝宝需要住院治疗，甚至要用较多的抗生素才能控制感染，严重的甚至无药可用而导致死亡(抗生素耐药）。

★在医生的指导下使用抗生素

因上述原因，家长给宝宝应用抗生素之前一定要慎重，千万不要自作主张。使用抗生素之前最好咨询儿科医生，医生会根据宝宝的疾病情况、实验室检查（血液、大便或尿液）给宝宝应用合适的抗生素。其实就儿童而言，感染大部分是由病毒引起的，即大部分情况下宝宝生病是不需要吃抗生素的。如果医生认为没必要吃抗生素，不要要求医生给宝宝开抗生素。如果医生已经给宝宝开了抗生素，最好是按医嘱服用，不要随意减药或停药，并且尽量不要给宝宝吃成人用的抗生素。

宝宝需要住院治疗吗

住院并非是必要的

有些家长认为宝宝生病了就要住院，住院治疗一定比在门诊效果好，宝宝住院后疾病恢复得快，有时甚至主动要求医生让宝宝住院治疗。其实大多数生病的宝宝是不需要住院治疗的，在门诊治疗即可好转，比如感冒、腹泻等。另外，住院期间会接触很多其他生病的宝宝，有时会引起交叉感染，并且住院治疗的花费也会高出很多，加重了家长的经济负担。很多宝宝是不喜欢住院治疗的，陌生而又令宝宝害怕的环境会让宝宝很紧张。所以，大部分宝宝生病时并不需要住院治疗，应该由医生决定，比如严重肺炎、脱水时医生会建议住院治疗。

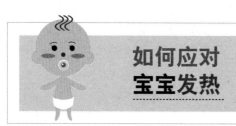

如何应对
宝宝发热

　　发热（也称发烧）是宝宝生病时最常见的症状之一，儿科门诊中大约有三分之一的宝宝是因为发热来就诊的。发热也是经常困扰家长的一个问题，如何判断宝宝发热，如何合理应用退热药，发热什么情况下需要就医，如何在家护理发热的宝宝……家长了解了这些知识后，才能够冷静和正确地对待宝宝发热。

宝宝为什么会发热

发热是宝宝的机体对致热源做出的反应

　　正常情况下，宝宝的体温受下丘脑体温调节中枢的调控，维持机体产热及散热的平衡，使体温维持在36～37℃。由于各种原因导致机体产热增多或/和散热减少时，宝宝就会发热。

　　最常见的就是各种致热源引起的发热。致热源包括各种病原微生物及其产物，如细菌、病毒、支原体等。当宝宝受到病原体感染时，这些病原体激活机体的白细胞、淋巴细胞产生干扰素、白介素等免疫活性因子，这些物质作用于下丘脑的体温调节中枢，使体温调节点上升，体温调节中枢就会释放新的指令使代谢增加，骨骼肌阵缩（主要表现为寒战），使产热增长；另一方面，使皮肤血管及竖毛肌收缩（手脚冰凉），停止排汗，减少散热，这样产热大于散热，体温升高，宝宝就会发热。

第一篇
当您的宝宝生病时

第二篇
宝宝常见疾病

第三篇
疫苗接种

第四篇
宝宝常做的检查解读

第五篇
微量元素和钙

第六篇
那些疾病之外的问题

宝宝正常的体温是多少

★测量的位置不同，正常体温的范围也不同

◇肛温为36.5～37.5℃。

◇舌下温度比肛温低0.3～0.5℃。

◇腋下温度为36～37℃。

★判断宝宝是否发热，还需了解以下情况

1岁以下的婴儿因为体温调节中枢发育还不完善，所以体温受环境温度影响会比较大，天气炎热或者包裹太多会导致体温升高。觉得宝宝发热时，可以把房间温度调下来，或去掉包裹的衣服，然后重新测一下体温。

每个宝宝的正常体温略有不同，尽管宝宝的正常体温有一个范围，但也是有少量个体差异的。

不能将成人的体温作为对照的标准，因为儿童期的宝宝正常体温较成人稍高。

宝宝体温昼夜之间有波动，晨间低，下午稍高，但波动范围小于1℃，所以宝宝一天中的体温有不同也是正常的。

饮食、运动、哭闹、室温、穿衣等因素会影响宝宝的体温，比如有的宝宝吃完奶或哭闹后体温会暂时升高，家长可以等宝宝安静后再测一下体温。

什么是发热

测量部位不同，发热的标准也不同

发热是指宝宝的体温升高的一定水平。发热的标准取决于测量的部位，测量的部位不同，判断宝宝发热的标准也是不同的。一般认为肛温高于38℃、口腔温度高于37.8℃、腋下温度高于37.2℃、耳温高于38℃、前额温

度高于38℃即为发热。根据体温的高低，又将发热分为低热(37.5~38℃)、中度发热(38.1~39℃)、 高热(39.1~40.4℃)及超高热(>40.5℃)。

家长如何选择体温计

水银体温计、耳部红外线体温计和电子体温计

体温计是监测宝宝体温最常使用的工具。有些家长凭借触摸来感觉宝宝是否发热，用这种方法得到的结果并不精确，尤其宝宝打冷战时，可能感觉宝宝并没有发热，而且触觉也无法感知宝宝具体发热到多少度，所以选择一个合适的体温计很重要。目前常用的体温计有水银体温计、耳部红外线体温计（耳温计）和电子体温计，下面简单说明一下各种体温计的优缺点及如何选择体温计：

◇水银体温计：尽管现在很多家庭、医院还在使用水银体温计，但建议不要继续使用，因为水银体温计很容易破碎，其中的水银可挥发，可能会被宝宝吸入而导致中毒。另外，破碎的玻璃本身也可能会伤到宝宝和家长。所以尽管水银体温计价格低廉，但家长也尽量不要给宝宝使用，如果一定要用，须注意安全。

◇耳温计：其精确程度取决于红外线束到达鼓膜的能力，所以在耳部耵聍较多或测量方法不对时，测量的体温是不可靠的，并且价格会贵些。不过，耳温计方便、安全、快速，使其成为一个不错的选择，目前很多医院也在使用。

◇电子体温计：可以测量肛温、腋温及口腔温度，并且价格不贵，操作方便、安全、快捷。

综上所述，建议家长使用数字化的电子体温计或耳温计测量宝宝体温。

第一篇 当您的宝宝生病时

第二篇 宝宝常见疾病

第三篇 疫苗接种

第四篇 宝宝常做的检查解读

第五篇 微量元素和钙

第六篇 那些疾病之外的问题

如何正确测量宝宝体温

正确使用体温计才能测量出准确的体温

使用体温计前，阅读有关的说明书，确保体温计已经校准。每次使用前，可用肥皂水或酒精清洗体温计，然后用清水冲净，晾干或擦干。

◇测腋温：擦干宝宝腋窝内的汗，把体温计末端放于腋窝中间，使上臂紧贴于胸壁，固定手臂，勿令其随意挥动，并保持一会儿。当体温计的提示信号出现时，就可以把体温计取出读数了。

◇测耳温：由于人的外耳道并非直线，因此使用耳温计时，须一只手尽量把耳郭向后上方提拉，让耳道呈直线，另一只手把耳温计探头轻轻插入耳道，使其尽量对准鼓膜。按下测量键，当电子蜂鸣器出现蜂鸣后，取出耳温计并读数。

◇测口腔温度：4岁以上的宝宝可以测量口腔温度。首先打开电子体温计，将体温计的末端放入宝宝舌下，向内插入，让宝宝含住体温计，并保持一会儿。当体温计的提示信号出现时，就可以把体温计取出读数了。

◇测肛温：打开电子体温计，在体温计的末端涂些润滑剂（如凡士林），把宝宝抱在腿上，用两条腿夹住，然后轻柔地将体温计的末端插入肛门1.5～2.4厘米，扶稳体温计约1分钟，或直到体温计上的信号灯闪烁（或蜂鸣）提示测量完成为止，取出体温计并读数。

尽管测量肛温、口温比测量腋温、耳温精确，但家长操作起来不是很方便，所以测腋温或耳温仍是首选。测耳温时，家长一定要掌握正确的方法，以免测出的体温不准确。

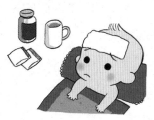

引起宝宝发热常见的原因有哪些

★感染是引起宝宝发热的常见原因

呼吸道感染是引起宝宝发热最常见的原因，比如感冒、流感、急性喉炎、支气管炎、肺炎等。其他如中耳炎、消化道感染（如胃肠炎）、泌尿道感染也是常见原因。

★其他发热原因

在极少情况下，发热也可能是由其他原因引起的，如风湿热、幼年特发性关节炎、川崎病、血液系统疾病或肿瘤。有些宝宝接种疫苗后也会出现发热。

宝宝发热后，家长需要做什么

★正确认识发热

对于宝宝来说，发热是机体对抗感染的一种自然反应，除非宝宝曾经有过癫痫病或其他慢性病，体温只是升高一些并不会引起非常严重的问题。

★观察宝宝的行为和精神状态

如宝宝能有规律地吃饭、睡觉、玩耍，此时发热多是不需要特别治疗的；当宝宝出现发热，并且看起来相当烦躁或很不舒服时，才需要进行对症退热治疗。发热时体温的高低与疾病的严重程度是不成正比的，不是说宝宝体温很高疾病就很严重。有的宝宝有高热，但精神状态却很好，能吃能玩，那疾病多不严重；有的宝宝就算有低热，如果精神萎靡、嗜睡，那疾病可能也很严重。

第一篇 当您的宝宝生病时

第二篇 宝宝常见疾病

第三篇 疫苗接种

第四篇 宝宝常做的检查解读

第五篇 微量元素和钙

第六篇 那些疾病之外的问题

★给宝宝正确的护理

保持整个房间凉爽舒适，可以给宝宝少穿一些衣服以便散热。

给宝宝补充足够的液体，比如水、汤、果汁、口服补液盐等，宝宝体内水分充足，多出汗、多排尿，可以增加散热。

尽量让宝宝多休息，但也不要强制宝宝睡觉或休息，宝宝如果自己想要户外活动是可以的，但先不要去上学，因为发热多是由感染引起，容易传染给其他宝宝，如宝宝体温已经恢复正常24小时，那就可以正常上学或活动了。

如已确定宝宝发热是由高传染性疾病引起的（比如水痘和流感），就要让患病的宝宝尽量远离其他宝宝及老人，因宝宝和老人免疫力差，很容易被交叉感染。

如何合理应用退热药

★给宝宝使用专门的儿童退热药物

目前常用的儿童退热药物主要有以下两种：

◇对乙酰氨基酚：国内常用的是泰诺林（商品名）。对乙酰氨基酚是一种比较安全的退热药，该药是世界卫生组织(WHO)推荐3个月以上婴儿和儿童高热时首选退热药，常用剂量是10~15毫克/千克（每次<600毫克），4~6小时服1次，每天最多用4次，其退热效果与剂量成正比，但剂量过大可能会引起肝毒性。另外，对乙酰氨基酚可能会引起红细胞葡萄糖-6-磷酸脱氢酶缺乏症（G-6-PD缺乏症，又称蚕豆病）的宝宝发生急性溶血反应，所以患有G-6-PD缺乏症的宝宝应该慎用。

◇布洛芬：国内常用的是美林（商品名）。布洛芬是另一种比较安全的退热药，常用剂量是5~10毫克/千克（每天<400毫克），6小时服1次，每天最多用4次。不良反应主要为胃肠道出血、胃烧灼感、恶心和呕吐等。

★合理用药才能起到退热作用

对乙酰氨基酚和布洛芬是全世界通用、比较安全的退热药，就算是从国外带回来的退热药，只是药名不同，但里面的成分也多是对乙酰氨基酚或布洛芬。

3个月以上的宝宝可以应用对乙酰氨基酚；6个月以上的宝宝可以应用布洛芬。当然，6个月以上的宝宝也可以应用对乙酰氨基酚。相对布洛芬而言，对乙酰氨基酚的安全性更高一些。

3个月以下的宝宝一定要先就医，在儿科医生指导下使用退热药物。因为3个月以下的宝宝出现发热，其他症状可能不是很典型，并且疾病进展比较快，家长甚至医生有时很难判断引起宝宝发热的具体原因。

★使用退热药物的注意事项

使用退热药时，最好按宝宝的体重计算给药剂量，而不是按宝宝的年龄。药品说明书一般是按年龄和体重的范围给药，按年龄只是为了方便，虽然大部分也是安全有效的，但如果是对肥胖的宝宝，单纯按年龄给药往往会剂量不足。

一些非处方的药物，特别是感冒药，可能已经含有退热药的成分。尽量不要给宝宝使用感冒药，如需使用，要看一下药物成分，如果含有退热药成分时就不要和退热药一起应用，以免药物过量。

口服退热药一般可4~6小时/次，每日≤4次。尽量饭后服用，以减少退热药对胃肠道的刺激，同时注意多饮水或其他液体。

★不建议交替使用退热药物

建议病程中只用一种退热药，不要联合用药或交替用药，以减少吃错药或药物过量的风险。有的家长第一次给宝宝吃一种退热药，下一次又给宝宝吃另一种退热药，可能会引起潜在的不良反应。

除非使用退热药后3~4小时还没有效果，可考虑应用另一种退热药，比如用完对乙酰氨基酚3个小时宝宝体温仍没有下降，那就可以考虑使用布洛芬。

能否应用物理降温

已经不建议使用物理降温

酒精擦浴可以降温，但酒精可能引起宝宝皮肤过敏，也有可能被宝宝的皮肤或呼吸道吸收而造成宝宝中毒，应禁止使用。《羊城晚报》曾报道了一则"父母用掉约1000毫升的工业酒精为宝宝物理降温致死"的新闻，由于使用工业酒精擦浴导致宝宝中毒，最终抢救无效后死亡。

此外，目前已经不建议用温水擦身或泡澡来降体温。宝宝高烧时，直接吃退热药是最有效和简单的退热办法。

什么情况下需要带宝宝就医

发热伴随异常情况，应尽快就医

如果宝宝发热后没有行为的改变，精神状态也不错，一般无需太担心，但如果伴随有下面的情况，就需要尽快就医：

◇小于3个月的宝宝突然发热，有可能是由严重疾病造成的。

◇持续超过5天的发热，提示可能不是由普通病毒感染引起的，需要查找一下引起发热的原因。

◇体温超过39℃，通过应用对乙酰氨基酚或布洛芬后2小时仍不退热。

◇宝宝的行为发生改变，比如不爱玩耍、很少说话、没有食欲、对周围事物漠不关心。

◇出现脱水症状，如小的宝宝换尿不湿的次数减少，或大的宝宝小便的次数减少。

◇注射疫苗后体温超过39℃，发热时间超过24小时，需要让医生判断一下是不是由疫苗反应引起的。

◇宝宝出现抽搐。

注意：在任何时候，如果家长觉得有自己判断不了的情况，都应尽快带宝宝就医。

宝宝发热常见问题解答

★问题1：发热一定对宝宝有害吗？

发热有利有弊

很多家长认为发热对宝宝有害无益，一旦遇到宝宝发热就异常紧张。其实，发热只是一些疾病的症状或体征之一，很多种疾病都会引起发热。就宝宝而言，最常见的是由呼吸道感染、胃肠道感染或泌尿道感染引起的发热。

事实上，发热是宝宝身体对抗感染的一种积极行为，可以刺激宝宝机体的某些防御机制，就像拉响警报器一样，促进白细胞释放溶菌酶、白介素等免疫活性因子，促进巨噬细胞的吞噬活性，攻击并杀灭入侵宝宝身体的病原体。从这个角度讲，发热在宝宝自身抵抗感染的过程中扮演着重要的角色，发热对宝宝还是有益的。

当然，发热也有害，比如会影响消化功能，造成宝宝胃口差、心率和呼吸增快等问题。

所以，发热对宝宝有利有弊，家长不要一碰到宝宝发热就过度紧张。很多引起宝宝发热的疾病是良性的，也多是自限性疾病。家长需要做的就是家庭治疗，合理应用退热药，给宝宝多补充些水分，并在自己处理不了时立刻带宝宝就医。

第一篇 当您的宝宝生病时

第二篇 宝宝常见疾病

第三篇 疫苗接种

第四篇 宝宝常做的检查解读

第五篇 微量元素和钙

第六篇 那些疾病之外的问题

★问题2：发热会把脑袋烧坏吗？

单纯发热并不会损伤大脑，但要注意引起发热的疾病

很多家长听说有些宝宝发热把脑袋烧坏了，因此非常担心宝宝发热后会把脑袋烧坏。事实上，单纯的发热只是机体的正常反应，一般不会损伤大脑。但是，很多疾病的初期表现会有发热，如伤寒、结核病、脑炎、脑膜炎等，而这些疾病则可能对中枢神经系统造成潜在的影响或损害。如没有得到及时治疗，可能会损伤脑细胞，可能出现频繁的惊厥，有时也会对宝宝的智力有一定的影响。

部分孩子发热时会出现高热惊厥，如出现频繁的惊厥，或惊厥持续时间过长，也可能对脑细胞有一定的损伤，但单纯的高热惊厥一般不会损伤大脑。

所以，发热本身是不会把脑袋烧坏的，但应注意引起发热的基础疾病。对大脑有损伤，或大家听说的"把脑袋烧坏了"，通常是由脑炎或脑膜炎等并发症引起的。

★问题3：发热就代表宝宝生病了吗？

体温上升也可能受其他因素影响，并不一定是生病的表现

有些家长一旦发现宝宝体温超过37.5℃，就认为宝宝一定是生病了，甚至马上给宝宝吃退热药。其实，宝宝体温的高低受很多因素的影响，如吃奶、运动、哭闹、穿得过多等原因均可使宝宝体温暂时升高达37.5℃，偶尔可达38℃。尤其是新生儿和婴儿，更容易受以上条件影响。

另外，测量体温的位置也会影响测量的结果，如腋下、口腔、肛门体温所测数值依次相差约0.5℃，一般腋温最低，肛门温度最高。

若宝宝体温暂时升高，只要全身情况良好，可先观察一段时间。若宝宝安静、减少衣服或解开衣服散热后，体温恢复正常，则不必服药；当宝宝体温高于38℃时，才可能是发热，需要进一步寻找发热的原因。所以，尽管宝宝患病后容易发热，但有时发热的宝宝并不一定是生病了。

★问题4：发热后一定要用抗生素吗？

抗生素不是治疗发热的必用药物，应遵医嘱

　　工作中经常见到有些家长一发现宝宝发热就给宝宝吃抗生素，或者到医院后要求医生给宝宝用抗生素，担心不用抗生素宝宝不容易退热。当然，有时医生也会开一些抗生素，但这不是必需的。导致宝宝发热最常见的原因是上呼吸道感染（感冒），多是由病毒感染引起的，抗生素只适用于那些由敏感的细菌等病原微生物感染引起的发热，对病毒感染是无效的。

　　对于原因不明的发热，无指征地应用抗生素不但无益，还会引起一些不良反应，比如过敏、腹泻、抗生素耐药等。所以，当宝宝出现发热时，建议家长先不要给孩子吃抗生素，是否应用抗生素应该由医生确定，医生会根据宝宝发热的情况及检查结果来综合判断。

★问题5：宝宝高热应先去医院，还是先做退热处理？

建议先做退热处理，再去医院就医

　　在儿科门诊工作中，处理宝宝发热占很大比例，夜间急诊更是如此。由于宝宝高热不退，家长非常着急，一旦发现高热，没经任何处理就火速带宝宝就医。其实，对宝宝来说，发热是机体的正常反应，就算是高热，一般对宝宝也没有什么太大影响。对于高热的宝宝，家长最好先做一些降温处理（通常是吃退热药），等宝宝体温有所下降后，或吃完退热药后再去医院，原因是一些宝宝高热时会很不舒服。

　　有些家长怕吃退热药降温后会影响医生对病情的判断，其实一般不会影响，家长只需把宝宝的发热情况及处理方法告知医生即可。所以，对于高热的孩子，建议家长最好先做降温处理，再去医院。

第一篇
当您的宝宝生病时

第二篇
宝宝常见疾病

第三篇
疫苗接种

第四篇
宝宝常做的检查解读

第五篇
微量元素和钙

第六篇
那些疾病之外的问题

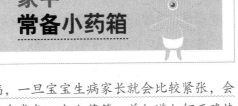

家中
常备小药箱

宝宝在成长的过程中难免生病，一旦宝宝生病家长就会比较紧张，会急于去药房买药或者就医。如果家中常备一个小药箱，并知道如何正确使用，宝宝生病时家长就不会再惊慌了。带宝宝旅行时，也可以带着这个小药箱，以便宝宝生病后及时处理。

◇体温计：最好准备一个电子体温计，既安全，又方便快捷。

◇量杯、滴管或注射器（不带针头）：主要用于按合适的剂量给宝宝喂药。另外，有时宝宝不太容易喂药，用滴管或注射器可以方便喂药。

◇对乙酰氨基酚（泰诺林）或布洛芬（美林）：是最需要备用的药物。这两种药物是宝宝可以安全使用的解热镇痛药，主要用于退热和缓解疼痛。

◇益生菌：宝宝容易腹泻，而腹泻过程中可能因益生菌的丢失造成肠道菌群紊乱，益生菌对治疗腹泻是有帮助的。注意，很多益生菌需要放在冰箱里。

◇口服补液盐：口服补液盐是配好的电解质水，目前国内常用的是口服补液盐III，主要用于预防和治疗脱水。当宝宝出现腹泻而不肯吃东西时，可以用些口服补液盐，不但补充水分和能量，也可以纠正由于腹泻导致的电解质紊乱。

◇抗过敏药（西替利嗪、氯雷他定）：这两种药物属于二代抗过敏药，与一代抗过敏药（氯苯那敏、苯海拉明）相比，不良反应更少，并且作用时间也长。小的宝宝很容易出现过敏，比如吃到一些食物后出现荨麻疹，或过敏性鼻炎的宝宝需要应用抗过敏药。目前国内常用的抗过敏药是仙特明（成分为西替利嗪）和开瑞坦（成分为氯雷他定）。

55

◇生理盐水（0.9%的氯化钠）及海盐水鼻腔喷雾剂：当宝宝感冒出现鼻塞、流鼻涕等症状时，小的宝宝可用生理盐水滴鼻，大的宝宝可以直接用海盐水喷鼻，可起到湿润鼻腔及清理鼻涕的作用。有时咳嗽是由鼻涕倒流引起的，清理鼻涕后可以缓解咳嗽的症状。

◇化痰药盐酸氨溴索（沐舒坦）：咳嗽多是由于宝宝有痰，因此首先需要化痰。盐酸氨溴索可以稀释痰液，并且促进痰液排出。

◇外用药炉甘石洗剂、护臀霜、丁酸氢化可的松：炉甘石洗剂具有收敛和保护皮肤的作用，当宝宝受到蚊虫叮咬、起痱子、患荨麻疹或其他皮肤瘙痒都可以用炉甘石止痒。小的宝宝很容易出现尿布皮炎，护臀霜可以用来治疗和预防尿布皮炎。丁酸氢化可的松是一种弱效激素，有止痒和消炎的作用，可以治疗湿疹和皮炎，小的宝宝很容易出现湿疹，氢化可的松可以用来治疗湿疹。

◇碘酒、纱布、创可贴、莫匹罗星（百多邦）或红霉素软膏：宝宝喜欢到处玩，难免会有摔伤、擦伤的情况，这时可以用碘酒局部消毒，然后用创可贴贴住伤口，以防止伤口再次被污染或碰到疼痛。如伤口处存在感染，或宝宝身体局部有小的脓肿时，可用些莫匹罗星或红霉素软膏，可以起到预防和治疗局部感染的作用。

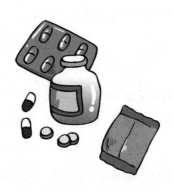

第一篇
当您的宝宝生病时

第二篇
宝宝常见疾病

第三篇
疫苗接种

第四篇
宝宝常做的检查解读

第五篇
微量元素和钙

第六篇
那些疾病之外的问题

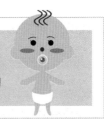

可以直接
在药店买药给宝宝吃吗

宝宝生病时，由于病情较轻或不方便就医，有的家长会在药店给宝宝买药，然后自己在家给宝宝使用。这样做可以吗？这样做有什么需要注意的事项呢？

★非处方药物可以在药店购买

可以在药店直接买到的药物是非处方(OTC)药物，不需要医生的处方。非处方药有很多不同的剂型，如片剂、水剂、外用霜剂，或滴眼用眼药水。非处方药通常可以治疗发热、咳嗽、感冒、过敏、皮疹、尿布疹或湿疹、腹泻或便秘。

★确保给宝宝使用正确的剂量

给宝宝使用非处方药前，一定要看一下药物说明书，它会告诉家长如何用药及用药的剂量。尽管家长可能有给宝宝使用某种药物的经验，但每次给宝宝用药之前，还是要再看一下药物说明书。最好在使用前由两个人(比如爸爸妈妈)同时确认剂量。

用药的剂量通常是根据宝宝体重来计算的。当然，有的是按宝宝年龄给药。家长一定要按说明给宝宝使用合适的剂量，不要因为想要效果好而过量用药。多数药物加量后不会效果更好，反而会有不良反应。

许多宝宝用的药物都配有量杯或滴管，最好用量杯或滴管按剂量给药。如果没有配量杯或滴管，可以买量杯或注射器充当药物的剂量器。

★非处方药物也会导致不良反应

不同的药物有不同的不良反应。儿童对药物的不良反应更为敏感。

★视成分决定多种非处方药物能否一起使用

能不能给宝宝同时用两种或更多非处方药，关键要看药物的主要有效成分。如果有效成分不同，是可以一起吃的；如果有些成分相同，例如退热药和感冒药（通常有效成分是类似的），尽量不要同时用药，因为一起使用有造成药物过量的风险，有时甚至会危及生命。

★观察用药后情况，决定是否仍需就医

使用非处方药物后，宝宝的症状通常会有好转。如果宝宝出现药物不良反应，或使用非处方药后症状没有好转，甚至加重，应尽快就医。

★时刻留意宝宝用药安全

去保健门诊时，家长可以问一下医生家中需要备用哪些非处方药物，并向医生咨询何时需要用这些药，具体如何用。这样当宝宝生病时，家长就可以合理用药了。此外，以下一些事项家长也须注意：

◇如果不确定某种药物的具体用法、用量，尽量不要给宝宝用。

◇选择药物时，尽量选择单一成分并刚好能控制宝宝症状的药物。

◇把药物放置好，以免宝宝误吃。

◇告诉大的宝宝药物不能乱吃，以免引起中毒。

◇定期整理药箱，过期的药物要丢掉。

◇尽量不要给宝宝吃成人使用的药物，除非已经和医生沟通过。

◇尽量不要给6岁以下的宝宝吃感冒药或镇咳药，因这些药的作用有限，并会有些不良反应。

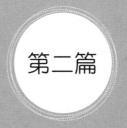

第二篇

宝宝
常见疾病

第 **1** 章

皮 肤

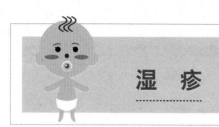

湿 疹

　　湿疹，又称为特应性皮炎，是宝宝最常见的皮肤问题，也是家长带宝宝看医生的一个重要原因。湿疹容易反反复复，主要表现为皮肤发红、干燥、起皮，有时有液体渗出，并多伴随瘙痒；湿疹发展为慢性时，皮肤会变厚，并形成粗糙的痂皮。乐观的一点是尽管湿疹非常常见，也经常困扰家长和宝宝，但大部分湿疹只是短期问题，只有很少一部分宝宝湿疹会持续数年甚至到成年期。

湿疹的病因是什么

　　目前湿疹的确切原因还不完全清楚，湿疹是有遗传倾向的，如果父母起过湿疹或荨麻疹，患过过敏性鼻炎或哮喘，那宝宝就更容易起湿疹。湿疹可能与以下几个因素有关：

★皮肤表皮的破坏

　　皮肤表皮是保护人体与外界接触的第一道防线，当皮肤表皮不完整时，外界环境中的刺激物、过敏原和微生物就会侵扰宝宝的皮肤，比如灰尘、沐浴液、洗衣液、肥皂及一些化纤的衣物，这些物质接触宝宝皮肤后会引起皮肤的破坏（如果天气或环境干燥就更容易破坏宝宝的皮肤）。

★ 过敏物质的刺激

宝宝生活的环境中存在太多容易引起宝宝过敏的物质，一些食物也容易引起宝宝过敏。当宝宝接触这些过敏原时，就会刺激皮肤引起湿疹。环境中比较容易引起宝宝过敏的物质是尘螨、动物的皮屑，食物中容易引起宝宝过敏的物质是牛奶、鸡蛋、豆类制品、海鲜、小麦类食品、坚果等。

★ "过敏—瘙痒—抓挠"的恶性循环

当容易起湿疹的宝宝接触到外界环境或食物中的过敏原时，就会起湿疹或使原有的湿疹加重。而湿疹通常是痒的，大的宝宝会抓就会不停地抓搔，小的宝宝不会抓就会不停地蹭来蹭去，这样就会造成宝宝皮肤表皮的进一步损害，损害的皮肤就更容易受到外界过敏原的刺激，刺激后就更加重宝宝的痒感造成宝宝抓搔，如此恶性循环，反反复复。

湿疹的症状有哪些

每个宝宝湿疹症状是不同的，不同年龄的宝宝湿疹益发部位也不同，4岁以下的宝宝通常首发于面部，4岁以上的宝宝出现在肘窝、膝窝、腕部或颈部。湿疹的症状可能包括：

◇皮肤成片状发红，干燥脱屑。

◇通常会痒，宝宝会抓搔，由于抓搔造成的局部皮肤破坏，更加重痒感，一般晚上宝宝痒得更严重（可能是宝宝白天玩耍时忘了痒，而晚上没事可做时会更觉得痒）。

◇由于不停地抓搔和刺激造成局部皮肤增厚。

◇皮疹处有时起泡，有液体渗出，或有小疙瘩样凸起。

第一篇
当您的宝宝生病时

第二篇
宝宝常见疾病

第三篇
疫苗接种

第四篇
宝宝常做的检查解读

第五篇
微量元素和钙

第六篇
那些疾病之外的问题

家长需要做什么

★最重要的是保持皮肤湿润

湿疹虽然叫"湿疹"，却与皮肤干燥有关，所以保持皮肤湿润是抑制湿疹恶性循环的关键。如果宝宝所处环境的空气比较干燥（比如冬季，我国的北风开暖气后就更干燥；夏季开空调时也会比较干燥），家长可在宝宝的房间放置一个空气加湿器，最好买一个湿度计监测，使房间的湿度保持在50%左右。

有规律地给宝宝应用润肤霜或润肤乳，家长买时要看一下标签，最好是针对干燥皮肤或湿疹的润肤品。经常用润肤品可以保湿及减轻瘙痒，有很多润肤霜是针对宝宝湿疹的，家长可以根据宝宝湿疹的严重程度每天数次地给宝宝涂抹润肤霜。

用微温的水给宝宝洗澡，洗澡时间不要过长，洗澡之后给宝宝涂抹润肤品，以锁住皮肤表层的水分。记住不要用太热的水洗澡，因太热的水洗澡时间长的话（超过10分钟）会使皮肤更干燥而加重湿疹。

★避开刺激湿疹的因素

给宝宝洗澡时尽量用中性、无味的沐浴液；洗衣服时尽量用天然、有机、无味的洗涤剂；洗衣服时多漂洗几遍，以减少衣服上的洗涤剂及其他物质的残留。

尽量给宝宝穿纯棉的衣服和应用纯棉的床上用品，合成的材料或羊毛制品可能会刺激皮肤。

向医生询问一下宝宝的湿疹是否与过敏相关，比如食物、尘螨、宠物、花粉等，因为与过敏原接触可能会诱发湿疹或使湿疹加重，如医生认为湿疹与宝宝的过敏是相关的，那就尽量避免与过敏原接触。

第一篇
当您的宝宝生病时

第二篇
宝宝常见疾病

第三篇
疫苗接种

第四篇
宝宝常做的检查解读

第五篇
微量元素和钙

第六篇
那些疾病之外的问题

★避免宝宝抓搔

抓搔会加重痒感，有时甚至会造成感染，预防抓搔也是打破湿疹恶性循环的关键。家长可以尝试尽量剪短宝宝的指甲，晚上睡觉时给宝宝带上手套以避免宝宝用手直接抓搔；尽量给宝宝穿长袖长裤使宝宝不容易抓到。

什么情况需要带宝宝就医

如果宝宝的湿疹情况严重，家长按上述方法处理一周后没有好转，需要及时就医。此外，如果宝宝湿疹局部存在感染的情况（如皮疹局部出现水泡、疼痛，有液体渗出），或宝宝发热，也应该尽快就医。

医生会做什么检查

一般不需要做什么检查，医生根据宝宝典型的皮疹表现就可以诊断湿疹，如果有家族过敏史（如宝宝父母有过敏性鼻炎或起过荨麻疹），可以进一步支持湿疹的诊断。有时医生也会要求家长做过敏原测试。

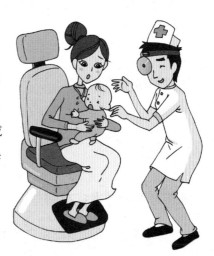

医生如何治疗

使用药物和光疗

◇类固醇类药膏或霜剂：有低效、中效和高效之分，比较常用的是氢化可的松和地奈德软膏，是低效的激素，一般不需要医生的处方就可以买到。根据宝宝湿疹的严重程度和治疗效果，医生会选择不同效用的类固醇类药膏或霜剂。家长需按医嘱给宝宝使用，如每天用多少次，用多少天。

63

◇口服抗组胺药：可以减轻由湿疹造成的痒感，常用的是苯海拉明、西替利嗪和氯雷他定。

◇免疫抑制类制剂：有两种新霜剂——他克莫司和匹美莫司，尽管效果没有类固醇类药膏好，但对湿疹是有效的，并且可以用在面部等敏感部位。有研究发现，此类药物可能会抑制机体的免疫系统，所以是否应用要根据医嘱。

◇口服类固醇类药物或免疫抑制药物：在湿疹很严重时，医生有时会用一些口服激素或免疫抑制剂。

◇光疗：虽然光疗对湿疹的治疗有良好的效果，但可能会增加患皮肤癌的风险，所以一般用于治疗比较严重的湿疹，或在其他治疗方法效果不好时使用。

如何预防湿疹

就小的宝宝而言，如果父母或兄弟姐妹有湿疹，宝宝有湿疹的概率就会很高。出生不久就给宝宝使用保湿剂，可能会预防宝宝1岁之前发生湿疹。

湿疹可能的并发症有哪些

湿疹最常见的并发症是由于痒引起宝宝抓瘙造成的感染。

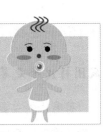

荨麻疹

荨麻疹是皮肤上突起的风团样皮疹，类似于蚊子叮咬后的皮疹，多会伴随痒感，多在数小时至24小时内自行消失。荨麻疹容易"此起彼伏"（即在一个地方消失，又在另一个地方出现），并且出过一次后多会再次反复出现。

荨麻疹的病因是什么

引起荨麻疹的主要原因是过敏

◇感染：感染会引起一些宝宝出现荨麻疹，最常见的是病毒感染，如宝宝感冒发热期间出现荨麻疹。

◇药物过敏：很多药物可以引起荨麻疹，如抗生素（青霉素、头孢等）和非甾体类抗炎药（布洛芬、阿司匹林等）。

◇食物过敏：一些宝宝吃过某些食物后会出现荨麻疹，最常见的食物是牛奶、鸡蛋、花生、坚果、海鲜等。

◇触摸某些物品：如果宝宝对某些物质过敏，接触后也会出现荨麻疹，如宝宝碰到一些水果或蔬菜（如淮山）、接触到一些植物或花粉，或接触到一些橡胶类制品，如戴橡胶手套后也会出现荨麻疹。

◇昆虫叮咬：宝宝被蚊子或其他昆虫（如蜜蜂、马蜂、蚂蚁等）叮咬后，会在叮咬的局部出现荨麻疹。

能够找到病因的荨麻疹只是一小部分，至少一半的荨麻疹找不到具体的诱发因素。

第一篇 当您的宝宝生病时

第二篇 宝宝常见疾病

第三篇 疫苗接种

第四篇 宝宝常做的检查解读

第五篇 微量元素和钙

第六篇 那些疾病之外的问题

荨麻疹的症状有哪些

风团样皮疹是荨麻疹的主要症状

荨麻疹的主要症状是大小不等的粉红色或红色风团样皮疹，大多数宝宝会觉得瘙痒。风团样皮疹多持续数小时后消退，但容易反复，在一个地方消退，又在另一个地方出现。

一些宝宝同时会出现血管神经性水肿，主要表现为在脸、眼睑、耳朵、嘴巴、手脚、外阴处出现水肿。

家长需要做什么

无需治疗，或做抗过敏和止痒处理

一般症状较轻的荨麻疹多在数小时至数天内（反复发生新的荨麻疹，病程迁延数天）自行消失，所以一般不需要特别治疗。如果皮疹逐渐增多、宝宝皮肤痒，可以口服一些抗过敏药，如西替利嗪或氯雷他定，一般在药店就可以买到，可以促进皮疹消退及缓解皮肤瘙痒的症状。另外，皮疹处可以涂抹一些炉甘石洗剂止痒。

什么情况需要带宝宝就医

宝宝出现较严重的荨麻疹或痒得厉害，或出现血管神经性水肿（脸、眼睑、耳朵、嘴巴、手脚、外阴处水肿），以及有严重的过敏反应，如呼吸困难、喘息、恶心呕吐、腹痛，须尽快就医。

医生会做什么检查

根据典型皮疹表现就可以确诊，一般不需要再做其他方面检查。如果荨麻疹反复发生，或比较严重时，医生会要求做过敏原测试。

医生如何治疗

为缓解宝宝的皮肤瘙痒，医生会开些抗过敏药，比如西替利嗪或氯雷他定。如果荨麻疹较严重或很久还不消退，医生可能会建议宝宝短期内服用些激素，比如泼尼松。

如何预防荨麻疹

家长要注意宝宝出现荨麻疹之前是否吃过特别的食物或接触过特别的东西，如发现每次宝宝吃海鲜后就出现荨麻疹，就尽量不要给宝宝吃海鲜。不过，令人沮丧的是，很难发现引起宝宝荨麻疹的具体原因。

荨麻疹的并发症有哪些

荨麻疹消失后一般不留瘢痕（除非宝宝抓搔造成的损伤），一般不会有并发症。

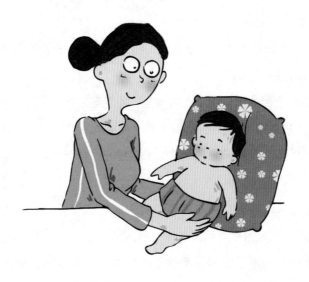

第一篇 当您的宝宝生病时

第二篇 宝宝常见疾病

第三篇 疫苗接种

第四篇 宝宝常做的检查解读

第五篇 微量元素和钙

第六篇 那些疾病之外的问题

尿布疹

尿布疹是指尿布覆盖的区域出现的皮炎，主要表现为局部皮肤发红，有红色斑点或斑块，有时会有破损，甚至出血。大多数婴幼儿在某个时间段都会出现尿布疹，一岁后发生的概率明显减少。尿布疹多不严重，多数在家通过合理治疗及护理就会好转。

尿布疹的病因是什么

尿布疹多是由外物刺激、过敏和感染导致的

◇尿液或/和粪便的刺激：如果长时间没有更换尿不湿，尿液或/和粪便会刺激宝宝娇嫩的皮肤。如果宝宝大便次数多或发生腹泻，就更容易发生尿布疹，因为粪便比尿液更具有刺激性。

◇其他物质的刺激或过敏：湿纸巾、肥皂、尿布中的物质刺激宝宝皮肤可引起局部皮肤过敏。

◇细菌或/和真菌感染：由于尿布覆盖区域潮湿、不透气，比较适合细菌或真菌的生长，所以很容易合并细菌或/和真菌感染。

◇应用抗生素：在抗感染的同时，抗生素也把对宝宝身体有益的细菌（这些有益的细菌可以抑制真菌的生长）杀掉了，可能会造成真菌的生长而导致合并真菌感染。有时应用抗生素也会引起宝宝腹泻，引起大便次数增多，而大便次数多时宝宝就更容易患尿布疹。

◇刚添加辅食：由于添加了新的食物，引起宝宝消化过程和大便的变化，所以刚添加辅食的宝宝容易出现尿布疹。

尿布疹的症状有哪些

皮肤发红、疼痛和痒是尿布疹的主要症状

尿布疹的主要症状是尿布覆盖区域（臀部、下腹部、外阴及生殖器和大腿处）皮肤发红、疼痛和痒。如果合并真菌感染，大腿和身体的皮肤皱褶处会出现局部肿胀、脱皮、结痂，或充满液体的黄色小泡。

有尿布疹的宝宝一般情况好，但由于局部痒及疼痛造成宝宝不适，特别在换尿布的过程中会引起宝宝哭闹。

家长需要做什么

保持透气是护理尿布疹的关键

大部分尿布疹通过在家护理就会好转，家长可以尝试以下方法：

◇尽可能长时间地让宝宝的小屁屁透气。白天尽量不给宝宝用尿布，可以把宝宝直接放在浴巾或隔尿垫上，如果尿湿了就立即更换。为保证宝宝和家长的睡眠，晚上可以用尿不湿。

◇尽量用可以丢弃的纸尿布，而不是布尿布，因为纸尿布的吸水效果一般要好于布尿布或用碎布片自制的尿布。

◇挑选稍微大一点的尿不湿，这样有利于透气。每2~3小时检查宝宝的尿不湿，如果已经变湿就立即更换，即使夜间也要及时帮宝宝更换。

◇每次宝宝大便后要及时更换尿布，并轻柔地清理尿布覆盖的皮肤，用软的棉布蘸些温水清洗，清洗后再用软的、干的棉布轻轻蘸干，或等待自然晾干。

◇每次更换尿布时，在尿布区域涂一些含氧化锌或凡士林的药膏（不需要医生处方就能买到），可以预防和治疗尿布疹。

第一篇 当您的宝宝生病时

第二篇 宝宝常见疾病

第三篇 疫苗接种

第四篇 宝宝常做的检查解读

第五篇 微量元素和钙

第六篇 那些疾病之外的问题

什么情况下需要带宝宝就医

宝宝局部皮肤出血、痒及疼痛严重，伴随发热症状，或在家按上述治疗和护理3天后没有好转甚至加重。

医生会做什么检查

一般根据典型的尿布覆盖区域的皮疹就可以诊断，不需要做其他检查。

医生如何治疗

如果通过家庭治疗后没有好转，就医时医生可能会开一些弱效的激素药膏，比如丁酸氢化可的松。如果考虑合并细菌感染，医生会开一些外用抗生素，如莫匹罗星。如果考虑合并真菌感染，医生会开一些抗真菌的药膏，如酮康唑。

如何预防尿布疹

◇尽可能让宝宝的小屁屁多透气，尿不湿不能穿得太紧。

◇及时帮宝宝换尿不湿。

◇换尿布前后要洗手，防止感染播散到其他部位，或传染给其他宝宝。

◇用软的棉布蘸温水轻柔地清理尿布覆盖区域，清洗后再用软的、干的棉布轻轻地蘸干。

◇尽量用不含酒精、无味道的湿纸巾。

◇更换尿不湿后，尿布覆盖区域局部用些护臀霜。

◇尽量不要给宝宝用滑石粉，因为有被宝宝吸入的风险。

尿布疹的并发症有哪些

宝宝可能并发细菌或真菌感染，但通过医生合理的治疗也会好转。

第一篇 当您的宝宝生病时

第二篇 宝宝常见疾病

第三篇 疫苗接种

第四篇 宝宝常做的检查解读

第五篇 微量元素和钙

第六篇 那些疾病之外的问题

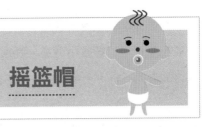

摇篮帽

摇篮帽又称乳痂，也称脂溢性皮炎，一般在婴儿3个月大之前出现，通常会自行好转，一般仅持续几个月的时间，在宝宝1岁之前大多会自行消失。

摇篮帽的病因是什么

目前确切病因尚不清楚，可能是由于宝宝在子宫内时，受到母体激素的刺激，使皮脂腺分泌过旺，并产生过多的油性物质（皮脂），加上有凋亡的皮肤细胞黏粘在头皮上，就形成了"摇篮帽"。

摇篮帽的症状有哪些

主要表现为头皮上出现鳞片状或片状的淡黄色油腻斑块，有时伴随脱屑，类似于头皮屑。

家长需要做什么

可以不处理，但不要强行揭掉乳痂

如宝宝斑块不多，宝宝又无抓搔，家长也能接受这种皮疹（不觉得难看），那就不需要处理，耐心等待即可，摇篮帽多会自行消退。家长要记住，千万不要强行揭掉乳痂，否则有可能导致局部出血及宝宝疼痛，并且可能会造成感染。

71

家长可以尝试用一些植物油（如橄榄油），或凡士林涂抹在斑块局部，使乳痂软化，涂抹数小时或一晚后，用软毛牙刷或刷子轻轻刷掉头皮上已经软化的乳痂。也可用宝宝适用的洗发水经常给宝宝洗头。

什么情况需要带宝宝就医

如果尝试上述方法后没有缓解，或宝宝身体的其他部位也出现类似乳痂样的皮疹，需要及时就医。

医生会做什么检查

一般不需要做检查，医生根据典型的头皮斑块就可以诊断。

医生如何治疗

医生会建议给宝宝用一些含有抗真菌成分的洗发水，有时也会开一些含激素的药膏进行治疗，如丁酸氢化可的松软膏。

如何预防摇篮帽

一般很难预防，因为可能在子宫内时宝宝已经受到影响了。

摇篮帽的并发症有哪些

尽管摇篮帽看上去不好看，但通常对宝宝无任何危害，也不会引起疼痛或不适，且多会自行好转，一般不会合并其他问题。

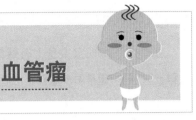

血管瘤

第一篇 当您的宝宝生病时

第二篇 宝宝常见疾病

第三篇 疫苗接种

第四篇 宝宝常做的检查解读

第五篇 微量元素和钙

第六篇 那些疾病之外的问题

血管瘤是婴儿期最常见的良性肿瘤。大约10%的足月宝宝会出现血管瘤，女宝宝发生血管瘤的概率是男宝宝的3倍。一般出生时看不到，出生后数天到数月开始出现，出现后的第一年生长迅速，以后生长速度变慢，大部分血管瘤在以后的几年里逐渐退化并消失。

血管瘤的病因是什么

内皮细胞的异常增生。

血管瘤的症状有哪些

一个或数个鲜红色或紫色斑块，可高出皮面，像草莓一样，边界清楚，压之不易褪色。刚开始表现为红色扁平斑块，几个月内迅速长大凸起。可出现在宝宝身体的任何部位，但以头部和颈部更常见。

家长需要做什么

不会影响身体健康，但需注意是否影响宝宝的心理

尽管叫"瘤"，但血管瘤是良性的，一般不会对宝宝造成危害，家长要告诉宝宝不要经常触摸血管瘤，以免出血或感染，

另外，家长一定要关注宝宝的心理，大的宝宝可能因为其他小朋友盯着看而觉得自己有异常或缺陷。家长要让宝宝知道这是一种"胎记"，不要在意其他小朋友的看法，并且这种"胎记"多会逐渐消失。

73

什么情况需要带宝宝就医

如果家长发现宝宝身上有疑似血管瘤的东西，应及时带宝宝去儿科或皮肤科就医（国内通常看皮肤科），由医生来诊断并给出相应建议或治疗方案。

医生会做什么检查

根据皮疹发展过程及典型血管瘤表现就可以诊断，一般不需要特别做其他检查。如果是比较复杂或多发的血管瘤，医生也会要求做影像学检查（B超、CT、MRI），有时也会要求做活体组织检查以排除其他疾病。

医生如何治疗

通常不需要特殊治疗，病症会自行消退

血管瘤大多可以自行消退，一般每年消退10%，如5岁时50%的宝宝血管瘤会消失，7岁时70%的宝宝血管瘤会消失，所以大多数情况下血管瘤不需要特别处理。不过，家长要注意，就算血管瘤会自行消失，但有的消退后可能会出现瘢痕、血管扩张、皮肤松弛等问题。

尽管大多数血管瘤不需要特别治疗，但也要注意，如果血管瘤长在与重要器官比较近的区域（如眼睛、喉咙或口腔、肝脏），或短期内血管瘤生长比较快，或血管瘤经常出现出血或感染时，医生一般也会积极治疗。如果需要治疗，医生会开出普萘洛尔（心得安）口服，使血管瘤缩小或停止生长，有时也会建议手术治疗或激光治疗。

血管瘤的并发症有哪些

有很小一部分特殊位置的血管瘤可能会引起严重后果，如长在眼睛周围的血管瘤可能导致视力受损；长在呼吸道深部的血管瘤可能影响呼吸；特别大的血管瘤会导致高排性心力衰竭，或弥散性血管内凝血。

第一篇 当您的宝宝生病时

第二篇 宝宝常见疾病

第三篇 疫苗接种

第四篇 宝宝常做的检查解读

第五篇 微量元素和钙

第六篇 那些疾病之外的问题

麻疹

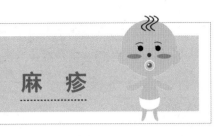

麻疹是由病毒感染引起的具有高度传染性的疾病，主要表现为发热、干咳、流鼻涕、结膜炎，以及皮肤出现红色的斑丘疹。由于麻疹疫苗的应用，目前麻疹的发病率比较低。

麻疹的病因是什么

麻疹是由麻疹病毒感染引起的

麻疹病毒的传染性极高，主要通过飞沫传播。当麻疹患者咳嗽、打喷嚏或说话时，含有病毒的飞沫就会弥散到空气中，被宝宝吸入就会感染麻疹；含病毒的飞沫也可以附着、残留在其他物品表面，当宝宝触摸这些物品后又触摸自己的嘴、鼻子、眼睛时，也会被传染上麻疹。

麻疹的症状有哪些

麻疹的典型症状是麻疹黏膜斑

麻疹最初出现的症状与严重感冒的症状类似，宝宝会发热、干咳、流鼻涕、打喷嚏、咽喉疼；眼部可有结膜炎的表现，即结膜充血、眼睑水肿、流眼泪、畏光；在下磨牙对应的颊黏膜上出现灰白色的小点，周围有红晕，即麻疹黏膜斑（Koplik斑），是麻疹最典型的表现。当麻疹出现并发症时，如中耳炎、喉炎、肺炎，会表现为相应疾病的症状。

麻疹的典型皮疹先出现在耳后、发际线，逐渐扩散到面部、颈部，自上

75

而下蔓延至宝宝的胸部和背部、四肢、手掌、足部。皮疹初始为红色的斑丘疹，通常不痒，以后会融合成片，颜色变深。

家长需要做什么

感染麻疹的宝宝最好待在家里休息，不要去上学或去其他公众场所，以免传染给其他宝宝。给宝宝多喝些水。如果发高烧，可用对乙酰氨基酚或布洛芬控制宝宝体温；如果宝宝畏光，觉得眼睛不适，可以把房间的光线调暗。

什么情况需要带宝宝就医

当宝宝出现上述麻疹的症状时，就要及时带宝宝就医。

医生会做什么检查

一般根据典型症状就可以确诊麻疹，有时医生也会要求抽血做麻疹病毒抗体检测。

医生如何治疗

麻疹本身没有特效治疗方法，主要是针对症状的治疗。当有中耳炎、肺炎等并发症时，需要对症治疗。

如何预防麻疹

目前有麻疹疫苗，请按当地的预防接种程序按时给宝宝接种疫苗（麻疹疫苗、麻风疫苗或麻腮风疫苗）。

麻疹的可能并发症有哪些

麻疹最常见的并发症有中耳炎、喉炎、肺炎和脑炎。

第一篇 当您的宝宝生病时

第二篇 宝宝常见疾病

第三篇 疫苗接种

第四篇 宝宝常做的检查解读

第五篇 微量元素和钙

第六篇 那些疾病之外的问题

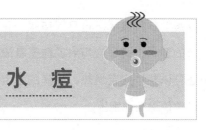

水 痘

　　水痘是由水痘–带状疱疹病毒感染引起的，具有极高传染性，主要表现为分批出现的皮疹，可见斑疹、丘疹、疱疹和结痂同时存在，并伴随明显的痒感。目前由于水痘疫苗的应用，水痘的发病率有所降低，但是在门诊还是会经常碰到患水痘的宝宝。

水痘的病因是什么

　　水痘是由水痘–带状疱疹病毒感染引起的，通过感染者打喷嚏或咳嗽产生的飞沫传播或接触传染。

水痘的症状有哪些

水痘的典型症状是伴随痒感的皮疹和水疱

　　在出现皮疹之前的1~2天有发热、感觉不适、头疼及胃口差的症状。感染水痘的宝宝初始皮疹为红色斑疹和丘疹，然后变为透明饱满的水疱，24小时后水疱变得浑浊并易破溃，后面结痂，皮疹结痂后一般不留瘢痕。皮疹陆续分批出现，可见斑疹、丘疹、疱疹和结痂同时存在，并多伴随明显的痒感。

家长需要做什么

不要让宝宝抓挠，并用些缓解症状的药物

　　告诉宝宝尽量不要抓挠，剪短宝宝指甲，以减少抓搔造成的损伤。可以给宝宝穿长袖长衫，使宝宝没那么容易直接抓挠到皮疹。应用炉甘石洗剂可

以缓解皮肤瘙痒，也可以口服一些抗过敏药（如苯海拉明），以缓解皮肤瘙痒的症状。也可应用对乙酰氨基酚，不但可以缓解水痘引起的疼痛及不适，还可以帮助宝宝退热。生病的宝宝应多休息，不要上学或去其他公众场所，避免传染其他宝宝。

什么情况需要带宝宝就医

当宝宝出现上述水痘的症状时，就需要及时带宝宝看下医生。

医生会做什么检查

根据典型的水痘样皮疹表现就可以确诊，一般不需要再做其他检查。

医生如何治疗

水痘是由病毒感染引起的，且多为自限性[①]，一般健康的宝宝患水痘后不需要特别治疗也多会自行康复。当然，水痘严重时，医生会开一些抗病毒药，如阿昔洛韦。

如何预防水痘

目前是有水痘疫苗的，请给宝宝按时接种水痘疫苗。

水痘的并发症有哪些

水痘可能的并发症有皮肤细菌感染，如肺炎、脑炎等。

---

①自限性是指疾病在发生发展到一定程度后自动停止，并逐渐痊愈，只需对症治疗或不治疗，靠自身免疫就可痊愈。

猩红热

猩红热是由细菌感染引起的，主要表现为发热、咽喉疼及略突出皮肤表面的红色斑疹，口唇周围皮肤会苍白。猩红热一般高发于5～15岁的孩子，少数孩子生病后的2～3周可出现风湿热或急性肾小球肾炎。

猩红热的病因是什么

猩红热是由A组链球菌感染引起的，主要通过打喷嚏或咳嗽产生的飞沫传播。

猩红热的症状有哪些

◇非特异症状：发热、咽喉疼痛、头疼、恶心、呕吐等。

◇红色斑疹：类似于晒伤，摸起来像砂纸，一般从颈部开始，逐渐蔓延到全身，按压皮疹呈褪色，3～4天后开始从颈部逐渐消退，皮肤脱屑。

◇口周苍白圈：面部发红，但口唇周围皮肤发白。

◇草莓舌：舌乳头红肿，类似于草莓样外观。

家长需要做什么

给宝宝补充充足的水，如果宝宝能漱口，可用淡盐水漱口；用退热药（对乙酰氨基酚或布洛芬）控制发热，同时也可以用来缓解咽喉疼痛。

什么情况需要带宝宝就医

如果宝宝出现上述猩红热的症状，就要及时带宝宝就医。

医生会做什么检查

根据上述的典型症状就可以诊断，有时医生也会做咽拭子检测[①]，确定是否为链球菌感染。

医生如何治疗

如果确定是由链球菌感染引起的，医生会开抗生素治疗[②]。如果医生开了抗生素给宝宝，家长一定要让宝宝坚持完成整个疗程。

如何控制猩红热传播

让宝宝勤洗手。咳嗽或打喷嚏时，用纸巾或手帕遮住口鼻，以防止猩红热的传播。如果宝宝被诊断为猩红热，需要用热水洗一下宝宝的餐具、其他用品及玩具，以免其他宝宝接触后被传染。

猩红热的并发症有哪些

如果不经治疗，猩红热可能会导致中耳炎或鼻窦炎。在很少的情况下，会合并风湿热或急性肾小球肾炎。

---

①咽拭子检测是一种医学检测方法，医生用棉签，从宝宝的咽部蘸取少量分泌物，然后接种于特制培养皿中看下有无特定的细菌生长。
②抗生素一般采用青霉素或阿莫西林。

第一篇
当您的宝宝生病时

第二篇
宝宝常见疾病

第三篇
疫苗接种

第四篇
宝宝常做的检查解读

第五篇
微量元素和钙

第六篇
那些疾病之外的问题

晒 伤

宝宝的皮肤很容易被太阳光中的紫外线晒伤，会出现局部皮肤发红、疼痛，有的也会出现脱皮，严重晒伤可出现水疱。

晒伤的病因是什么

晒伤是由宝宝长时间暴露于太阳光下（主要是紫外线）引起的。

晒伤的症状有哪些

症状可能刚开始不会出现，在晒伤后数小时才出现局部皮肤发红、发烫、疼痛，也可出现脱皮。严重晒伤可能出现水疱、发热、头疼、打冷战等全身不适的表现。

家长需要做什么

尽快把宝宝带到阴凉处。如果只是轻微的皮肤发红、发烫及疼痛，家长可以将凉毛巾敷在宝宝晒伤的区域，也可以用清凉的水给宝宝洗澡。鼓励宝宝尽可能多喝水，也可以用布洛芬缓解晒伤引起的疼痛及不适。

什么情况需要带宝宝就医

晒伤引起水疱，或出现发热、打冷战、恶心、呕吐及头疼等全身不适的表现，在家处理后没有好转，须尽快就医。

81

医生会做什么检查

根据宝宝的症状及晒伤史就可以诊断，一般不需要做其他检查。

医生如何治疗

医生会开一些解热镇痛药，如布洛芬。如果是严重晒伤，可能需要住院治疗。

如何预防晒伤

相对于成人，宝宝更容易被晒伤，所以需要更多的防护。一般紫外线强度较高的时间是10~16点，尽量不要让宝宝在这个时间段外出活动。注意一下天气预报中的紫外线指数（通常外0~11+），紫外线指数越高，宝宝就越容易晒伤，家长越要给宝宝做好防晒。另外，还要注意：

◇外出时尽量给宝宝穿轻薄的纯棉衣服，最好是带袖子的长衫、长裤。

◇给宝宝戴帽檐较宽的帽子，戴防紫外线的太阳镜。

◇如果宝宝在户外玩，尽量在阴凉处玩，如树荫下；如果在海滩玩，要用沙滩伞。

◇如果要出门，尽量给宝宝擦些防晒霜，以阻止紫外线对皮肤的损害。选择防晒系数（SPF）15以上（SPF15的防晒霜就能够遮蔽95%的射线）的儿童防晒霜，并在宝宝出门前半个小时给宝宝涂好防晒霜。外出后，每隔2个小时就要给宝宝补擦防晒霜。

晒伤的并发症有哪些

晒伤引起的水疱可能会并发感染。如果长时间晒伤可能会引起局部皮肤起皱、长雀斑，甚至长大后出现皮肤癌。

第一篇 当您的宝宝生病时

第二篇 宝宝常见疾病

第三篇 疫苗接种

第四篇 宝宝常做的检查解读

第五篇 微量元素和钙

第六篇 那些疾病之外的问题

幼儿急疹

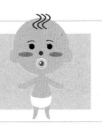

幼儿急疹，又称婴儿玫瑰疹、三日热或第六病，通常是由人类疱疹6病毒（HHV-6）引起的急性出疹性疾病，主要表现为持续3～5天的高热，突然间热退后身上出皮疹（也称为"热退疹出"）。幼儿急疹的高发年龄为3岁以下，尤其7～13个月。

幼儿急疹的病因是什么

幼儿急疹通常是由人类疱疹6病毒（HHV-6）感染引起的急性出疹性疾病，与其他由病毒引起的呼吸道感染性疾病传播途径类似，主要也是由于咳嗽或打喷嚏引起的飞沫传播或接触传播。

幼儿急疹的症状有哪些

幼儿急疹的典型症状为热退疹出

患有幼儿急疹的宝宝发热通常为39～40℃的高热，持续3～5天。热退时出现皮疹，一般为玫瑰红色斑（丘）疹，周围有红晕，压之褪色，皮疹从颈部、胸部及腹部开始，然后扩散到脸部、上肢和下肢。皮疹通常不痒（可与由过敏引起的皮疹相鉴别，过敏引起的皮疹通常是痒的），皮疹通常在24小时内出齐，持续2～3天后消退，没有脱屑及色素沉着。一些宝宝还会出现其他症状，如觉得累、爱发脾气、胃口差、眼睑肿胀等。由幼儿急疹引起的发热一般是高热，有的宝宝会出现高热惊厥。

家长需要做什么

让宝宝充分休息，给宝宝补充足够的水分（包括水、果汁、汤等）；合理地应用退热药（布洛芬或对乙酰氨基酚）。

什么情况需要带宝宝就医

宝宝连续发热超过3天，并且体温在38.5℃以上，表现为乏力、易怒，或长时间不愿意喝水，不愿意吃东西；出现热性惊厥；发热期间出现皮疹，或皮疹3天后仍没有消退。出现以上情况时，须尽快就医。

医生会做什么检查

根据宝宝热退疹出的症状就可以确诊，一般不需要做其他检查。

医生如何治疗

幼儿急疹是由病毒感染引起的，通常情况下会自行好转，一般症状都是退烧后出皮疹。医生确诊是幼儿急疹后，会建议继续等待和观察。有的医生可能会开些抗病毒药，但多是没有必要的。

如何预防幼儿急疹

勤给宝宝洗手。如果宝宝已经患了幼儿急疹，应避免接触其他宝宝，以免传染。

幼儿急疹的并发症有哪些

幼儿急疹一般预后良好，有很少一部分宝宝会伴随热性惊厥（请参考相关章节）。

第一篇
当您的宝宝生病时

第二篇
宝宝常见疾病

第三篇
疫苗接种

第四篇
宝宝常做的检查解读

第五篇
微量元素和钙

第六篇
那些疾病之外的问题

昆虫叮咬

昆虫叮咬是由昆虫叮咬引起的皮肤炎症，会造成叮咬局部的肿胀、痒及疼痛。大多数昆虫叮咬多不严重，一般2~3天内好转，只有很少一部分会发生严重的过敏性反应，如过敏性休克。

昆虫叮咬的病因是什么

昆虫叮咬是由于宝宝被蚊子、苍蝇、臭虫、蜜蜂、马蜂、跳蚤、蜱虫等叮咬引起的皮肤炎症。

昆虫叮咬的症状有哪些

叮咬处出现小的红色肿块，中间有小的刺点；叮咬局部区域出现红肿、痒及疼痛。有很少的宝宝可能会出现严重的过敏反应：

◇叮咬局部明显肿胀及疼痛。

◇荨麻疹及全身痒。

◇耳朵及嘴唇严重肿胀。

◇突然出现呼吸急促、呼吸困难。

家长需要做什么

家长可以用毛巾蘸冷水对叮咬部位进行冷敷，也可以把蘸水的毛巾放入冰箱冻一会儿，再冷敷或按压叮咬处，或用炉甘石洗剂涂抹叮咬处。家长还应剪短宝宝的指甲，避免由抓搔引起的抓伤。如果宝宝是被马蜂叮了，能看

85

到叮入宝宝体内的"刺"，家长可以轻轻地用指甲、针或其他工具把"刺"从宝宝皮肤中挑出来，以避免宝宝体内继续积累毒素。千万不要挤压叮咬处，以免更多的毒素进入宝宝体内。

什么情况需要带宝宝就医

如果昆虫叮咬的症状48小时还未好转，或局部出现感染的症状，如红肿严重、疼痛剧烈、化脓，或宝宝出现发热的症状、严重的过敏反应时，应立即带宝宝看医生或拨打当地急救电话。

医生会做什么检查

根据家长叙述的昆虫叮咬史及宝宝的症状就可以诊断，一般不需要做其他检查。

医生如何治疗

多数昆虫叮咬不需要治疗就会自行好转，医生有时也会开些抗过敏药，如口服的抗组胺药及外用的药膏，但比较严重时（如发生过敏性休克）需要住院治疗。

如何预防昆虫叮咬

宝宝外出时，特别是晚上，家长尽量让宝宝穿长衫和长裤，以减少宝宝暴露的皮肤面积。家长要避免给宝宝穿颜色过于鲜艳或有花样图案的衣服，因为容易招引昆虫；尽量不要给宝宝用香皂、香波或其他有强烈气味的物品，容易招引来昆虫；家中室内尽量不要放食物或饮料，特别是含甜味的，最好把这些食品放入冰箱；告诉宝宝不要去捅马蜂窝或其他昆虫的巢，如果

第一篇 当您的宝宝生病时

第二篇 宝宝常见疾病

第三篇 疫苗接种

第四篇 宝宝常做的检查解读

第五篇 微量元素和钙

第六篇 那些疾病之外的问题

有马蜂或蜜蜂在附近，让宝宝镇定地慢慢走开，尽量不要挥动手臂，以免马蜂或蜜蜂以为受到威胁而去叮咬宝宝；给宝宝用些驱蚊虫的药，这些驱蚊虫的药一般含有驱蚊胺（DEET），但在买这些驱虫药之前，一定要咨询一下这些药宝宝能不能用，以及如何正确使用。

昆虫叮咬的并发症有哪些

一般昆虫叮咬只是引起局部肿胀及疼痛，不是什么严重问题，也很少有并发症，只有比较少的宝宝可能会发生过敏性休克。

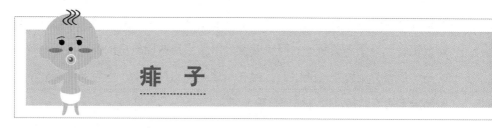

痱 子

痱子，又称热痱、热疹，是在高温闷热的环境下，宝宝皮肤出现的丘疹、丘疱疹和小水疱。痱子多不严重，注意保持环境凉爽和预防出汗后多会自行消失。

痱子的病因是什么

家长护理不当致宝宝出汗过多是起痱子的主要原因

由于宝宝的汗腺还未完全发育成熟，再加上很多家长担心天热时开空调会冻到宝宝而不敢使用空调，或者平时给宝宝穿过多的衣服，这都会导致宝宝起痱子。

痱子是由于宝宝出汗过多不易蒸发，汗液浸渍表皮角质层，致使汗腺导管口闭塞，汗腺导管内汗液储留，因内压增高而发生破裂，外溢的汗液渗入并刺激周围组织而导致于汗孔处出现的丘疹、丘疱疹和小水疱。

痱子的症状有哪些

宝宝皮肤出现微小的水疱样红点、丘疹、丘疱疹，可出现在身体任何部位，但更容易出现在头部、颈部、胸部及身体中易摩擦的部位（如腋窝）。

家长需要做什么

家长要剪短宝宝的指甲，避免搔抓引起感染；尽量给宝宝穿宽松的棉布衣服，以利于皮肤散热及排汗；可用毛巾蘸些水放入冰箱片刻，然后用毛巾敷宝宝起痱子处；可给宝宝用些炉甘石洗剂。

什么情况需要带宝宝就医

当宝宝出现发热，起痱子处皮肤出现红肿、有脓液渗出或结痂等感染的症状，或通过家庭治疗3天后痱子仍没有好转时，须尽快就医。

医生会做什么检查

根据典型的痱子样皮疹就可以诊断，一般不需要做其他检查。

医生如何治疗痱子

痱子一般不需要医学治疗，最好的治疗方法就是让宝宝尽量待在凉爽的环境中，保持宝宝皮肤干爽，痱子多会自动消失。如果宝宝抓搔，医生可能会开一些抗过敏药，如西替利嗪。如果痱子局部合并感染，医生也会开一些外用的抗生素，如红霉素软膏或莫匹罗星。

如何预防宝宝出痱子

高温、高湿时做好降温和防汗是预防痱子的关键

在高热、高湿的天气下，家长要做好居室的通风散热措施，必要时开启空调或电扇，但要避免直接吹宝宝身体；尽量避免让宝宝在阳光直射及高温、高湿的环境下剧烈活动；给宝宝穿棉质的、柔软宽松的衣服，便于吸汗及汗液蒸发；在高热、高湿的季节经常给宝宝洗温水澡，洗完澡后把宝宝全身，特别是头部、颈部、胸部及身体容易摩擦的部位擦干。

痱子的并发症有哪些

痱子一般不严重，很少发生并发症，但有时痱子被宝宝抓搔后可能并发局部皮肤的感染。

第一篇
当您的宝宝生病时

第二篇
宝宝常见疾病

第三篇
疫苗接种

第四篇
宝宝常做的检查解读

第五篇
微量元素和钙

第六篇
那些疾病之外的问题

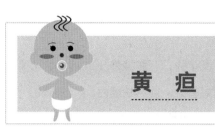

黄 疸

黄疸主要表现为宝宝皮肤和眼睛巩膜的黄染。约60%的足月宝宝和约80%的早产宝宝都会出现黄疸，但大部分属于生理性的黄疸，多可以逐渐自行消退。尽管黄疸多不严重，但有一小部分黄疸也可能会引起严重的并发症（如胆红素脑病）。

黄疸的病因是什么

血液中胆红素增高会导致黄疸

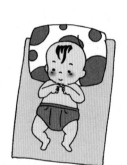

黄疸主要由宝宝血液中胆红素增高引起，一般分为3种：生理性黄疸、病理性黄疸和母乳性黄疸。

◇生理性黄疸：胆红素是红细胞被破坏后的产物，由于胎儿期血氧分压低，红细胞数量代偿性增加，而出生后血氧分压升高，大量红细胞被破坏，再加上新生宝宝的红细胞寿命短，导致胆红素明显增高。新生的宝宝肝脏对胆红素的清除能力较差，造成血液中胆红素过高，从而引起生理性的黄疸。生理性黄疸通常在宝宝出生后的1周内开始出现，宝宝一般状况良好，胆红素值不是很高。黄疸常在出生后10~14天逐渐消退，通常不需要治疗。但要注意的是，生理性黄疸是一种除外性诊断，必须排除引起病理性黄疸的各种原因后才能确定。

◇病理性黄疸：很多原因会引起病理性黄疸，有时还会比较严重，如妈妈和宝宝血型不合引起的溶血性黄疸，会造成大量的红细胞被破坏，从而引起胆红素增高，在出生后24小时内出现黄疸；其他罕见原因，如先天性胆道

第一篇
当您的宝宝生病时

第二篇
宝宝常见疾病

第三篇
疫苗接种

第四篇
宝宝常做的检查解读

第五篇
微量元素和钙

第六篇
那些疾病之外的问题

闭锁引起胆红素排出障碍，也会导致黄疸。病理性黄疸通常在出生后24小时内出现，通常胆红素值比较高，持续时间2～4周。

◇母乳性黄疸：母乳喂养的宝宝容易出现黄疸。通常有两个原因，一是母乳不足，这与母乳本身没有关系，主要是母乳不能满足宝宝的需要，宝宝饥饿就容易出现黄疸，会随着母乳量的充足而逐渐消退。二是可能与母乳中的一些酶干扰宝宝体内胆红素代谢有关。母乳性黄疸通常在出生后3～8天开始出现，1～3周达到高峰，6～12周消退，停喂母乳3～5天黄疸明显减轻和消退有助于诊断。我们平时所说的母乳性黄疸通常指的是第二种情况。

黄疸的症状有哪些

主要表现为宝宝皮肤及巩膜出现黄染，一般从面部开始出现黄染，如果胆红素继续升高，会出现全身黄染。如果是溶血引起的黄疸，宝宝会出现溶血性贫血的症状。在极少的情况下，黄疸严重时并发胆红素脑病，宝宝可能会出现嗜睡、反应低下、肌张力降低、抽搐、角弓反张和发热等症状。

家长需要做什么

按需充分喂养宝宝，给宝宝多晒太阳有助黄疸消退，并密切观察宝宝黄疸的变化情况。

什么情况需要带宝宝就医

宝宝出生48小时内出现黄疸，黄疸进行性加重，或黄疸连续超过2周；除皮肤黄疸外，大便看起来像白陶土样；宝宝出现精神不好、喂养困难、体重不增长。有以上情况，须尽快就医。

医生会做什么检查

医生会用皮测胆红素仪帮宝宝测黄疸，优点是操作方便，对宝宝无创，缺点是不太精确。有时医生会根据宝宝情况安排抽血，检查胆红素的水平、肝功能及血常规情况；有时也会检测妈妈及宝宝的血型，并做Coombs试验（也称直接抗人体球蛋白试验，是新生儿溶血病的确诊试验），以确定是否存在由血型不合引起的溶血性黄疸。

医生如何治疗

最常用的治疗方法是在光疗箱内光疗

光疗的主要作用是把胆红素变成水溶性，经胆汁和尿液排出。光疗时，宝宝双眼用黑色眼罩保护，以免损伤视网膜。除会阴处被尿不湿覆盖外，其他身体部位尽量裸露。尽管生理性黄疸大多会自行消退，但有时如果胆红素较高时也要考虑光疗。很多家长担心光疗的不良反应，其实不良反应是很少的，有时可能会出现发热、腹泻和皮疹，但多不严重。

如果是较严重的黄疸，有时可能需要换血治疗。换血治疗主要是换出血液中游离的抗体和致敏红细胞以减轻溶血，以及换出血液中大量的胆红素，防止发生胆红素脑病，还可以纠正贫血。

如何预防黄疸

充分频繁地喂养宝宝。太阳光也可以起到类似光疗的作用，可以带宝宝多晒晒太阳。其中病理性黄疸是很难预防的。

黄疸的并发症有哪些

尽管黄疸多不严重，但如果没有及时发现和治疗，也可能会导致胆红素脑病，使宝宝大脑受到损伤并留下后遗症。

第一篇
当您的宝宝生病时

第二篇
宝宝常见疾病

第三篇
疫苗接种

第四篇
宝宝常做的检查解读

第五篇
微量元素和钙

第六篇
那些疾病之外的问题

第**2**章

头颈部

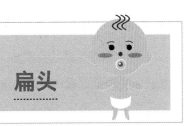

扁头

宝宝头颅一些部位出现明显的扁平现象，称为扁头。尽管扁头不好看，但一般只是暂时的外观问题，多不会影响宝宝的大脑发育，并且扁头多是可以预防的。

扁头的病因是什么

扁头是宝宝一侧颅骨经常受压导致的

刚出生的宝宝有时会出现奇怪的头形，主要是由于宝宝在子宫内时头部局部受压，或经过产道时受压形成的。出生后，由于宝宝颅骨具有可塑性，当宝宝总是在同样的位置睡觉，或朝着同一边睡觉时，反复受压的颅骨就会变得扁平，造成头颅后面较扁（后脑勺扁平），或侧面扁平。有斜颈的宝宝，由于颈部两侧肌肉力量发展不平衡，头部容易保持一个姿势并偏向一侧，就更容易使头颅一侧受压而出现扁头。

扁头的症状有哪些

主要表现为头颅不对称，头颅后部或一侧出现扁平。

家长需要做什么

纠正宝宝体位可以改善扁头

如果已经发现婴儿头部的一个部位出现扁平，头总是偏向一侧，那就尽量避免在睡觉过程中再压迫这个部位，家长发现时就帮宝宝把头转向另一侧，也可在与宝宝扁头相反的方向放置玩具，家长同宝宝说话或玩时，也要尽量站在与扁头相反的方向。家长要注意，调整宝宝体位的方法在宝宝4个月大之前是很有效的，但如果宝宝是6~9个月大，由于颅骨已经比较硬了，效果就比较差了。如果宝宝还有斜颈，那就按斜颈的方法处理（请参考相关章节）。

什么情况需要带宝宝就医

发现宝宝出现扁头，或宝宝的头总是偏向一侧，就要带宝宝就医。

医生会做什么检查

一般根据宝宝的扁头症状就可以诊断，不需要做其他检查。

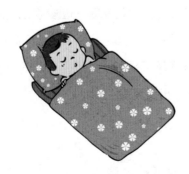

医生如何治疗

通过改变睡眠姿势，以及宝宝随着年龄增长可以自由活动后头颅局部受压的减少，大多数轻微的扁头宝宝头形可以恢复得很漂亮。

如果宝宝有斜颈，医生会建议治疗斜颈。如果扁头严重，或通过改变姿势等保守治疗仍没有好转，可以选择定制矫形头盔。头盔提供一个圆形空间，并不压迫头骨，而是为头骨的生长提供路径。随着宝宝颅骨的发育而填充，帮助宝宝的头形重新变圆。根据扁头的严重程度，一般需要佩戴3~6个月。头盔的好处是宝宝戴上后不用再频繁调整睡姿，宝宝想怎么睡都可以，并且矫正的效果比较好。

如何预防扁头

让宝宝保持合理的姿势有助于预防扁头

宝宝最安全的睡眠姿势是仰卧。如果宝宝喜欢头朝着妈妈的方向睡，妈妈就要不断变换睡觉的位置。醒着的时候，尽量让宝宝多趴一会儿，后脑承受的压力就会减少，这样不但预防了头颅后面扁平，对宝宝颈部和肩部的肌肉也是一种锻炼。

扁头的并发症有哪些

就算在压扁的区域，流向大脑的血流及大脑的发育也是正常的，所以不要担心宝宝的大脑出现什么问题，只是严重的扁头可能会影响美观。

第一篇 当您的宝宝生病时

第二篇 宝宝常见疾病

第三篇 疫苗接种

第四篇 宝宝常做的检查解读

第五篇 微量元素和钙

第六篇 那些疾病之外的问题

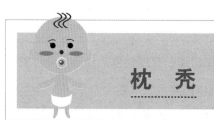

枕 秃

几乎所有的宝宝都会出现枕秃，主要表现为枕部没有头发。枕突经常被认为是由缺钙引起的，事实上多与缺钙无关。随着宝宝年龄增大，枕部的头发慢慢长出来后枕秃就会逐渐消失。

枕秃的病因是什么

枕突是由生理性脱发和反复摩擦导致的，多与缺钙无关

由于宝宝的头发有一定的生长周期，2~3个月大时会出现生理性胎发脱落，枕部的头发也会出现脱落，就造成后枕部没有头发，即枕秃。另外，由于小的宝宝经常躺着睡，加上新陈代谢较成人高，头部容易出汗，宝宝会反复摇头以缓解局部不适，就造成枕部头皮受到反复压迫与摩擦，其结果就会造成枕部局部的头发缺失。

枕秃的症状有哪些

主要表现为宝宝枕部没有头发，有的宝宝是一圈没有头发，而有的宝宝是后枕部整个区域没有头发。

家长需要做什么

一般不需要做什么，等待头发长出就可以。

什么情况需要带宝宝就医

如果除枕部外，其他部位的头发也大面积脱落，可能有其他疾病就需要就医。

医生会做什么检查

根据典型的枕秃表现就可以诊断。

医生如何治疗

不需要任何治疗。随着宝宝年龄的增长，新头发会慢慢长出来。另外，随着宝宝能够坐立和逐渐强壮，躺着的时间减少，头皮受压迫和摩擦的概率减少，局部缺少的头发会逐渐长出来。一般1岁以后，枕秃就慢慢消失了。枕秃大多与缺钙无关，只要宝宝吃母乳或/和配方奶，并根据喂养情况适当补充维生素D，一般是不会缺钙的。

如何预防枕秃

枕秃是很常见的，不需要特别预防。

枕秃的并发症有哪些

一般不会有并发症。

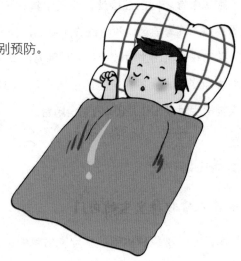

第一篇
当您的宝宝生病时

第二篇
宝宝常见疾病

第三篇
疫苗接种

第四篇
宝宝常做的检查解读

第五篇
微量元素和钙

第六篇
那些疾病之外的问题

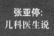

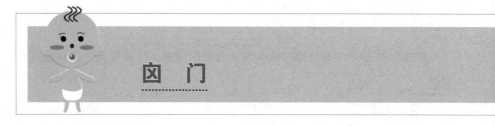

囟 门

囟门是颅骨之间连接处的颅骨缺损区，分为前囟和后囟。平时说的囟门多指前囟。尽管很多家长觉得宝宝的囟门很神秘，甚至不敢去触碰，但事实上，囟门只是一种天生的自我保护机制，本身对宝宝没有什么损害，并且囟门的变化对一些疾病有提示作用。

囟门是什么

囟门是宝宝正常的组织结构。

囟门的表现有哪些

宝宝颅骨之间的连接处，有两个骨头缺损区，医学上称为囟门，较大的位于头顶，称为前囟；较小的位于脑后，称为后囟。

前囟在宝宝出生时较小，之后随着颅骨的生长而增大，6个月后又随着骨化而逐渐变小，大多数宝宝的前囟在1岁至1岁半时完全闭合；后囟较小，多在宝宝出生时或出生后8周内完全闭合。

家长需要做什么

家长要正常对待宝宝的囟门

囟门是一种保护机制，在宝宝出生的过程中，使颅骨可以塑形以顺利通过产道，并且宝宝摔倒时可以起到缓冲作用。虽然囟门摸起来比较软，许多父母不敢触摸这个部位，但其实囟门的组织结构非常牢固，家长不要怕摸囟门，可以洗宝宝囟门区域的头发及头皮。宝宝囟门的大小、闭合的早晚个体差异很大，只要宝宝发育正常，没有任何不适，就是正常的。

什么情况需要带宝宝就医

前囟一般比较平软，当宝宝前囟出现以下情况时，应尽快就医：

◇前囟明显隆起：多提示颅内压增高，最常见的原因是颅内感染。当然，也要结合宝宝其他表现，如发热、精神差、易惊，甚至抽搐。

◇前囟明显凹陷：多为脱水的表现。当然，也要结合宝宝其他表现，如腹泻、呕吐、不能吃东西。

◇前囟过早闭合：多见于脑发育不良。

◇前囟闭合延迟：多见于营养不良、佝偻病、甲状腺功能低下。

医生会做哪些检查

正常的囟门不需要任何检测。当宝宝的囟门出现上述异常情况时，医生会根据宝宝囟门情况及其他症状对宝宝做脑脊液穿刺、头颅CT检查、电解质检查、甲状腺功能检查等。

医生如何治疗

囟门可自行闭合，不需要任何治疗。当囟门出现异常表现时，医生会对原发病进行治疗，如脱水时需要补液治疗，颅内感染时需用抗生素抗感染治疗。

囟门的并发症有哪些

囟门会随着宝宝年龄的增大而逐渐闭合，不会有并发症的发生。

第一篇 当您的宝宝生病时

第二篇 宝宝常见疾病

第三篇 疫苗接种

第四篇 宝宝常做的检查解读

第五篇 微量元素和钙

第六篇 那些疾病之外的问题

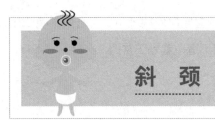

斜 颈

斜颈是指宝宝颈部扭曲，表现为头部偏向一侧，而下颌偏向相反的一侧。宝宝可能习惯把头靠在肩膀上，趴着的时候总用一侧脸贴着床面。斜颈会导致扁头或偏头，严重时会导致面部发育畸形或不对称。

斜颈的病因是什么

斜颈主要是由胸锁乳突肌损伤引起的

斜颈最常见的类型是先天性肌性斜颈，主要是由胸锁乳突肌损伤引起的，这种损伤可能在子宫内已经发生了，也可能是由于在出生过程中受到损伤（特别是臀位出生的宝宝）。胸锁乳突肌损伤后，肌肉会因纤维化而变短，使宝宝头部向患侧倾斜，而下颌朝向相反的方向。此外，有时外伤或炎症会引起后天性斜颈。

斜颈的症状有哪些

◇宝宝的头部总是偏向一侧，而下颌偏向相反的一侧。

◇扁头或偏头，面部看起来不对称。

◇颈部摸起来很紧，或摸到包块。

第一篇 当您的宝宝生病时

第二篇 宝宝常见疾病

第三篇 疫苗接种

第四篇 宝宝常做的检查解读

第五篇 微量元素和钙

第六篇 那些疾病之外的问题

家长需要做什么

宝宝睡觉时，最好让宝宝仰卧或侧卧，把头转向未受影响的一侧。家长要经常在未受影响的一侧和宝宝玩或说话，或把宝宝喜欢的玩具或图片放在未受影响的一侧，当宝宝想玩或看时，就会拉伸受损伤的肌肉。此外，家长最好向医生学会一套按摩理疗的方法在家给宝宝做。

什么情况需要带宝宝就医

当发现宝宝总是把头歪向一侧，怀疑有斜颈时，就要及时带宝宝就医。

医生会做什么检查

医生会详细检查宝宝的颈部，有时会要求宝宝做B超、X线、CT或MRI（磁共振成像）检查，排除其他引起斜颈的原因。

医生如何治疗

斜颈是由于肌肉紧缩僵硬，治疗方法是逐步拉伸受损的胸锁乳突肌。建议宝宝去理疗科就医，医生会用专业的手法拉伸受损的肌肉。如果理疗加家庭治疗一段时间后没有改善，建议看外科，通过手术来延长受损的肌肉。

如何预防斜颈

先天性斜颈很难预防。

斜颈的并发症有哪些

斜颈的并发症有扁头或偏头，有时会引起面部不对称等严重畸形。

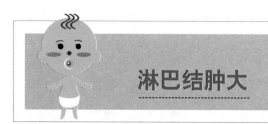

淋巴结肿大

有时家长在宝宝的头部、耳后及颈部可以触及一些小的肿物。这些肿物可以活动，明显时可以直接看到，通常是肿大的淋巴结。尽管家长非常担心这些肿大的淋巴结，但通常淋巴结肿大情况不严重，并且多会自行消失。

淋巴结肿大的病因是什么

淋巴结是宝宝身体抵御感染和疾病最重要的器官。当宝宝受到病毒或细菌感染时，淋巴结中的淋巴细胞就会分泌抗体，以抵抗感染的病原体。为了抵抗这些病原体，淋巴细胞会增多，淋巴结也会肿大，如咽喉发炎会引起颈部淋巴结肿大。因为宝宝比成年人更容易受到感染，所以更容易出现淋巴结的肿大。有时过敏也会引起淋巴结肿大。在较少见的情况下，宝宝患肿瘤时也会出现淋巴结肿大。

淋巴结肿大的症状有哪些

在宝宝的头部、耳后及颈部可以触及一些小的肿物，黄豆大小或花生米大小，有的更大一些，甚至可以直接看到，可以活动，通常摸起来不疼。

家长需要做什么

通常情况下，淋巴结肿大不是严重的疾病，家长可以等待和观察。

什么情况需要带宝宝就医

淋巴结明显肿大，或不断快速增大；肿大的淋巴结表面皮肤发红、有触痛；宝宝伴随高烧、精神不好、胃口差。有以上情况时，须尽快就医。

医生会做什么检查

医生会详细检查肿大的淋巴结，有时会做抽血检查。在极少的情况下，医生会要求做淋巴结活检（切除一个淋巴结，送实验室检查淋巴结性质）。

医生如何治疗

治疗取决于淋巴结肿大的原因，如果是由细菌感染引起的，就需要抗生素治疗；如果医生认为只是由既往感染引起的（目前没有感染的症状），会要求继续等待和观察；如果淋巴结感染化脓，可能需要外科医生切开引流。

如何预防淋巴结肿大

勤给宝宝洗手，避免接触患病的人群，以减少被感染的机会。

淋巴结肿大的并发症有哪些

淋巴结肿大很少发生并发症。在极少的情况下，可能会出现淋巴结炎，甚至引起局部脓肿。

第一篇 当您的宝宝生病时

第二篇 宝宝常见疾病

第三篇 疫苗接种

第四篇 宝宝常做的检查解读

第五篇 微量元素和钙

第六篇 那些疾病之外的问题

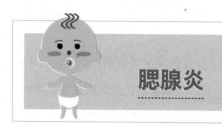

腮腺炎

腮腺炎是由腮腺炎病毒感染引起的，主要表现为以耳垂为中心的腮腺肿大，也可以引起宝宝一侧或双侧面部肿大。腮腺炎的高发年龄是5～15岁。目前由于麻腮风疫苗的应用，腮腺炎已经比较少见了。

腮腺炎的病因是什么

腮腺炎是由腮腺炎病毒感染引起的呼吸道传染性疾病

腮腺炎主要通过患儿咳嗽或打喷嚏形成的飞沫传播。当患腮腺炎的宝宝咳嗽、打喷嚏或说话时，含有病毒的飞沫就会弥散到空气中，刚好被其他宝宝吸入；这些含病毒的飞沫也可以残留在其他物品表面，当宝宝触摸这些物品，然后又触摸自己的嘴、鼻子、眼睛时，也会被传染上。

腮腺炎的症状有哪些

腮腺炎的宝宝一侧或双侧腮部肿大

腮腺肿大以耳垂为中心，向前、后、下发展，边界不清，触摸时会疼痛；在宝宝吃东西咀嚼，或吃酸性食物时，疼痛更加明显；持续3～5天的发热；有的宝宝会出现恶心、呕吐、头痛、乏力、胃口差等症状。

家长需要做什么

家长要让宝宝在家充分休息，不要去上学，以免传染其他宝宝。给宝宝吃软一些的东西，以避免咀嚼硬的食物而引起的疼痛。不要给宝宝吃酸性食物（如橙子、葡萄、橘子、西柚等），因为酸的食物可能会刺激腮腺的分泌，使疼痛更加明显。给宝宝多喝些水，也可用毛巾蘸些温水热敷一下肿大的腮腺。

什么情况需要带宝宝就医

如果怀疑宝宝是腮腺炎，就要及时带宝宝就医。医生诊断为腮腺炎后，按上述方法处理没有好转，或宝宝出现明显腹痛，男孩出现睾丸肿痛时，也要带宝宝尽快再次就医。

医生会做什么检查

根据宝宝的症状多可以诊断，有时医生也会要求给患儿做抽血检查，查淀粉酶等，一般患腮腺炎时会增高。

医生如何治疗

目前没有特异性治疗方法，主要是对症治疗，如发热时给宝宝用退热药治疗，并且家长要学会如何在家护理宝宝。

如何预防腮腺炎

目前最直接的途径就是按时接种腮腺炎疫苗（如麻腮风疫苗，其中包含腮腺炎疫苗）。

腮腺炎的并发症有哪些

由于腮腺炎病毒容易侵犯中枢神经系统及其他腺体，患儿可能会出现脑膜炎、睾丸炎及胰腺炎等并发症。

第一篇 当您的宝宝生病时

第二篇 宝宝常见疾病

第三篇 疫苗接种

第四篇 宝宝常做的检查解读

第五篇 微量元素和钙

第六篇 那些疾病之外的问题

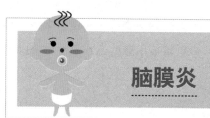

脑膜炎

脑膜炎是覆盖在大脑和脊髓上的脑膜出现感染，主要引起发热、头痛及颈项强直。脑膜炎可由病毒或细菌感染引起，目前由于接种了疫苗，细菌性脑膜炎已经没有病毒性脑膜炎常见。早期发现和治疗脑膜炎很关键，如果治疗及时，可以防止严重并发症的发生。

脑膜炎的病因是什么

脑膜炎是由病毒或细菌感染引起的，这些病原体通过宝宝的呼吸道入侵血液，再通过血液流动抵达脑膜，引起感染。

脑膜炎的症状有哪些

小的宝宝（包括新生儿）通常症状不典型，会出现精神萎靡、不愿意吃奶、持续哭闹，发热，有时前囟会明显隆起。大的宝宝会出现发热、恶心呕吐、胃口差、精神改变（过度烦躁或精神萎靡，甚至嗜睡）、头痛、背痛及颈部僵硬，有的宝宝会出现抽搐。

家长需要做什么

家长要注意平时按计划给宝宝接种疫苗，并告诉宝宝平时要勤洗手，以减少感染的机会。

什么情况需要带宝宝就医

当家长发现宝宝有疑似脑膜炎症状时，就要及时带宝宝就医。

医生会做什么检查

医生会要求宝宝做抽血化验，以确定是否有细菌感染，有时也可能会要求做腰椎穿刺检查[①]。尽管这个操作的过程会令家长紧张，但此技术是比较安全及成熟的，一般不会损伤宝宝脊髓，所以如果医生要求做腰椎穿刺检查脑脊液，家长要尽力配合医生完成检查。

医生如何治疗

如果确定是由病毒感染引起的，没有特别治疗，主要是对症治疗，用退热药控制体温，多给宝宝补充些液体；如果确定是由细菌感染引起的，医生会应用抗生素治疗。

如何预防脑膜炎

★按时接种疫苗和注意个人卫生有助于预防脑膜炎

按时给宝宝接种疫苗，如b型流感嗜血杆菌（HIB）疫苗、肺炎疫苗、流脑疫苗，因为这些细菌感染均会引起脑膜炎，有时还会引起严重的并发症。由于很多细菌和病毒是通过呼吸道飞沫或接触传播的，家长要勤给宝宝洗手，在宝宝打喷嚏或咳嗽时要遮住口鼻，以避免相互传染。

脑膜炎的并发症有哪些

细菌性脑膜炎如果及时诊断和治疗，一般都可以治愈，且多没有长期的并发症；如果没有及时治疗或感染比较严重，有时宝宝会出现视力和听力受损、智力低下等并发症，严重时也会导致多器官损害，甚至死亡。

---

①腰椎穿刺是用一支细长的腰穿针从宝宝的后腰部进入脊髓腔，放出一些脑脊液做检查。

第一篇 当您的宝宝生病时

第二篇 宝宝常见疾病

第三篇 疫苗接种

第四篇 宝宝常做的检查解读

第五篇 微量元素和钙

第六篇 那些疾病之外的问题

热性惊厥

热性惊厥是指宝宝在发热过程中（通常体温在38℃以上）出现的抽搐。热性惊厥通常发生在5岁以下的宝宝身上，其发生率为2%～4%，高发年龄为1岁至1岁半。热性惊厥多不严重，但发生过一次热性惊厥后，将来还容易再次发生，特别是1岁之前出现热性惊厥的宝宝。

热性惊厥的病因是什么

目前尚不清楚引起热性惊厥的具体原因，推测可能与体温上升过程中造成大脑异常放电有关。引起发热最常见的原因是细菌或病毒感染，其中以病毒感染最常见。除感染外，有时接种疫苗后也会出现发热，其中最常见的疫苗为麻腮风（疫苗MMR），接种疫苗后8～14天，有的宝宝会出现发热，在发热的过程中宝宝可能出现热性惊厥。

如果家族中其他人有热性惊厥史，宝宝发生热性惊厥的可能性会增加，说明热性惊厥可能与遗传有关。另外，热性惊厥通常发生在5岁以下的宝宝身上，原因可能是这个年龄段的宝宝神经系统还未发育成熟。

热性惊厥的症状有哪些

★热性惊厥的主要表现为发热过程中出现抽搐

热性惊厥主要表现为身体僵直、抽动、眼球转动或上翻；可在短时间内意识丧失、呼之不应；呼吸会受到干扰，口唇发绀；有的宝宝会牙关紧闭、口吐白沫。热性惊厥通常在数分钟内缓解，缓解后宝宝会想睡觉。

家长需要做什么

大部分热性惊厥会在短时间内自行停止，家长首先要保持镇定，然后采取以下措施：

◇让宝宝侧卧，以利于口腔分泌物排出。如果宝宝口腔有分泌物或呕吐物，要及时清出，以防止误吸入气管。

◇不要按住或抱住宝宝，不要限制宝宝的手脚抽动，可以解开宝宝的衣物，以利于散热及减少束缚。

◇不要往宝宝的口腔里塞任何东西。惊厥的宝宝不会咬伤自己的舌头，所以不要向宝宝口腔里塞手指、筷子、压舌板，以免自己的手指受伤，或损伤宝宝的口腔。

◇记下发作时间，如果宝宝惊厥发作时间大于5分钟，要尽快带宝宝去医院，或拨打急救电话。

什么情况需要带宝宝就医

当宝宝第一次出现惊厥，或某次惊厥持续的时间较长，就要及时带宝宝就医。

医生会做什么检查

大部分热性惊厥是家长发现的，因为抽搐时间很短，多数宝宝到医院时已经没有抽搐了。医生会向家长详细询问宝宝抽搐的过程，如果考虑是单纯的热性惊厥，通常不需要做什么检查，但有时医生也会要求做抽血检查、腰椎穿刺检查、头颅CT、MRI检查、脑电图检查，以排除其他引起抽搐的疾病。

第一篇 当您的宝宝生病时

第二篇 宝宝常见疾病

第三篇 疫苗接种

第四篇 宝宝常做的检查解读

第五篇 微量元素和钙

第六篇 那些疾病之外的问题

医生如何治疗

如果医生诊断为单纯的热性惊厥，一般不需要特别治疗，因为多数热性惊厥可以自行停止。发热多是由感染引起的，如果是由细菌感染引起的，医生会给宝宝应用抗生素；如果抽搐时间很长，或医生不确定引起抽搐的原因，会要求住院治疗。

如何预防热性惊厥

热性惊厥没有特别的预防方法，吃退热药只能帮助降体温，并不能降低发生热性惊厥的风险。热性惊厥多是由感染引起的发热造成的，因此预防感染很关键。

热性惊厥的并发症有哪些

热性惊厥多不严重，不会有其他并发症，对宝宝的大脑也多没有损伤，大多数不会发展为癫痫。

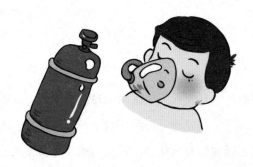

第 **3** 章

眼 部

第一篇
当您的宝宝生病时

第二篇
宝宝常见疾病

第三篇
疫苗接种

第四篇
宝宝常做的检查解读

第五篇
微量元素和钙

第六篇
那些疾病之外的问题

斜 视

斜视也称对眼，主要表现为宝宝的两只眼睛运动不协调，不能注视同一个方向。发现宝宝斜视，应该及时就医诊断和治疗。如果治疗晚，可能会造成宝宝出现永久性视力减弱或缺失。

斜视的病因是什么

斜视是由控制眼睛运动的肌肉不能平衡协调工作引起的

眼睛周围有6条眼肌，当每条眼肌都能平衡协调工作时，宝宝双眼能协调地向同一个方向看。如果其中一只眼睛的某条或某几条眼肌不能协调工作时，宝宝就会出现斜视。

◇婴儿期暂时性对眼：出生后的前3个月内，由于控制眼睛运动的肌肉未发育成熟，宝宝偶尔会出现斜视，这种情况不需要紧张。随着宝宝眼睛肌肉的发育成熟（多在4个月大以后），斜视会逐渐消失。

◇假性斜视：由于一些宝宝鼻梁比较宽、比较低，眼睛比较大，鼻梁附近内眼角凸起的皮肤褶皱挡住了一部分白眼球，造成看起来宝宝眼睛有斜视的假象，但事实上眼睛运动非常协调，被称为假性斜视。诊断假性斜视时，一定要先排除宝宝是真的斜视。

111

斜视的症状有哪些

斜视的主要症状是一只眼睛看东西有点斜，或对眼

斜视主要表现为宝宝的两只眼睛不能注视一个方向，看起来一只眼睛有点斜，有些对眼。如果宝宝的两只眼睛无法平衡聚焦，看东西是模糊不清的，宝宝可能就更喜欢只用正常的眼睛看东西，并可能干脆不用受斜视影响的那只眼睛，这样就会导致受影响的那只眼睛视力越来越弱，引起弱视，甚至视力缺失。

家长需要做什么

家长要注意观察宝宝的对眼情况，如果只是婴儿期暂时的斜视，或由于面部结构看起来像斜视的假性斜视，那就不需要做特殊处理，随着宝宝年龄的增大会逐渐好转。如果医生确定宝宝是斜视，会给出治疗方案，家长要做的就是让宝宝配合执行医生的方案。

什么情况需要带宝宝就医

发现宝宝有斜视就要及时带宝宝就医。

医生会做什么检查

一般儿科医生会对宝宝的眼睛做初步筛查，如果发现宝宝有可疑的斜视，会建议宝宝去眼科做进一步检查。

医生如何治疗

眼科医生如果已经确定宝宝是斜视或已经有弱视，会建议做增加斜视那只眼的眼肌锻炼。通常是建议用眼罩遮住正常的眼睛，或用些眼药水使正常眼睛视物也变得模糊，这样宝宝就会被动使用受影响的那只眼睛，训练受损眼睛的协调能力，使之逐渐恢复正常。当然，有时可能也需要做眼部肌肉的外科手术治疗。

如何预防斜视

斜视很难预防。

斜视的并发症有哪些

斜视可能引起弱视，甚至视力缺失

如果没有及时发现和治疗斜视，可能会导致有问题的那只眼睛永久性视力减弱即弱视或缺失。

第一篇 当您的宝宝生病时

第二篇 宝宝常见疾病

第三篇 疫苗接种

第四篇 宝宝常做的检查解读

第五篇 微量元素和钙

第六篇 那些疾病之外的问题

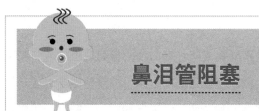

鼻泪管阻塞

鼻泪管阻塞会让宝宝眼泪多，甚至眼泪汪汪，有时眼睛分泌物增多。很多宝宝都会出现鼻泪管阻塞，但多是暂时现象，大约90%的鼻泪管阻塞在宝宝1岁之前都会自行畅通。

鼻泪管阻塞的病因是什么

宝宝眼角通往鼻腔的泪管比较细小，很容易发生部分或完全阻塞，医学上称为鼻泪管阻塞。产生的泪水排出不畅，使泪水积聚在眼角，看似眼泪汪汪的。泪水干涸后就形成眼屎，造成宝宝眼屎多。

鼻泪管阻塞的症状有哪些

宝宝总是眼泪汪汪的，即使在不哭的时候也是。眼睛有黏性分泌物，如黄色黏稠的眼屎，有时也会出现巩膜发红。

家长需要做什么

大部分鼻泪管阻塞的情况会在宝宝6个月大左右明显改善，即眼泪和眼屎都会明显减少或消失。到宝宝1岁大时，90%的鼻泪管阻塞都会自行通畅。家长要知道这个过程并耐心等待，也可尝试以下处理方法：

◇清理眼屎：家长洗净双手，然后用棉签或棉球蘸生理盐水或烧开过后放冷的水，轻轻地从近鼻梁的眼角开始向外擦拭，一个棉签或棉球只能用一次，然后重复擦拭，直至把眼屎清理干净。

◇按摩鼻泪管：轻柔地按摩眼角近鼻梁的地方，并沿鼻梁向鼻尖方向向下推按，每天至少按摩3次，可以促进泪囊处的泪水泵入鼻泪管，促进鼻泪管通畅。

什么情况需要带宝宝就医

如果宝宝的眼屎变得越来越多，颜色变成深黄或绿色，巩膜发红，或眼睑周边有异常红肿，这些情况说明眼睛可能发炎；如果宝宝不停哭泣和怕光，说明可能有眼睛疼痛，都需要尽快就医。另外，如果宝宝1岁大时眼泪汪汪或眼屎多的情况还没有改善，也需要寻求眼科医生的帮助。

医生需要做什么检查

一般不需要做特殊检查。眼科医生会同家长沟通宝宝的眼睛情况，当然有时也会要求做一些检查。

医生如何治疗

1岁大时，90%的鼻泪管阻塞都会自行通畅。如果宝宝1岁后仍有鼻泪管阻塞的症状，眼科医生会给宝宝做鼻泪管探通术。

如何预防鼻泪管阻塞

很多宝宝在出生时已经有鼻泪管阻塞，很难预防。

鼻泪管阻塞的并发症有哪些

可能会并发感染引起结膜炎，如果感染严重，可能会发生眼睛周围的蜂窝组织炎。

第一篇 当您的宝宝生病时

第二篇 宝宝常见疾病

第三篇 疫苗接种

第四篇 宝宝常做的检查解读

第五篇 微量元素和钙

第六篇 那些疾病之外的问题

结膜炎

结膜炎也称红眼病，是由于结膜发炎导致的，病毒或细菌感染都会引起结膜炎。结膜炎传染性很强，但多不严重，通过合理的治疗一般会很快好转。

结膜炎的病因是什么

◇感染：病毒或细菌感染都会引起结膜炎，其中儿童期的结膜炎大约有70%是细菌性结膜炎。当患结膜炎的宝宝用手接触过眼睛，然后再去接触其他用品或玩具，细菌或病毒就会残留在这些物品或玩具的表面，当另一个宝宝接触受污染的用品或玩具后，又用被污染的手去揉眼睛，就会被传染上结膜炎。

◇过敏：空气中的一些过敏性物质（如花粉）接触宝宝眼睛后，会引起过敏性结膜炎，容易发生在易过敏的季节（如春季），宝宝多会同时伴随过敏性鼻炎（花粉热）。

◇刺激：通常由刺激物进入宝宝眼睑引起，如洗发香波、肥皂、沙子。灰尘或其他细小的东西有时会嵌在眼睑中，刺激宝宝不停眨眼，异物就会进一步摩擦结膜，从而引起结膜发炎。

结膜炎的症状有哪些

★结膜炎主要表现为眼睛红、痒、疼，流泪多

病毒或细菌性结膜炎可能会影响单眼，也可能会同时影响双眼，主要表现为眼睛红、痒、痛，流泪多，有时会有黄色或绿色眼屎，宝宝早上睡醒后，眼睛被粘住而无法睁开。

116

过敏性结膜炎主要表现为眼睛发红、流泪、瘙痒、下眼睑发青、肿胀（过敏性黑眼圈），通常发生在容易过敏的季节，多伴随打喷嚏、流鼻涕、揉鼻子、鼻塞等过敏性鼻炎的表现。

家长需要做什么

家长要帮宝宝清理眼睛分泌物，可用棉球或纱布蘸些温水去除黏性分泌物，特别是宝宝早上睡醒后，一定要清洗。每只眼睛要单独用一个棉球或纱布，以免相互传染。也可用温水冲洗眼睛，或帮宝宝热敷眼睛。告诉宝宝尽量不要揉眼睛，如果已经接触眼睛，要让宝宝赶快去洗手。

什么情况需要带宝宝就医

当怀疑宝宝有结膜炎时，就需要带宝宝就医。特别是眼睛疼痛、分泌物很多，或宝宝觉得视力模糊时，更应该及时带宝宝就医。

医生会做什么检查

一般根据宝宝眼睛症状就可以诊断，有时会取一些眼睛分泌物做检验，看是否是由细菌感染引起的。

如何预防结膜炎

告诉宝宝勤洗手，尽量不要用手去揉眼睛；在过敏的季节戴上帽子或太阳镜，以预防由过敏引起的结膜炎。

结膜炎的并发症有哪些

结膜炎一般经过合理的治疗就会痊愈，很少发生并发症，但有时也会引起角膜炎从而影响视力。

第一篇 当您的宝宝生病时

第二篇 宝宝常见疾病

第三篇 疫苗接种

第四篇 宝宝常做的检查解读

第五篇 微量元素和钙

第六篇 那些疾病之外的问题

117

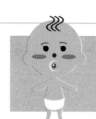

睑腺炎（麦粒肿）

睑腺炎（麦粒肿）是睫毛根部的腺体发生感染，导致毛囊肿胀，在眼睑周围形成丘疹，通常会有疼痛。一般情况下，睑腺炎多不严重，通过温敷就可以好转。

睑腺炎的病因是什么

睑腺炎是由细菌（通常是金黄色葡萄球菌）感染睫毛毛囊引起的。

睑腺炎的症状有哪些

小的宝宝（包括新生儿）通常症状不典型，会出现精神萎靡、不愿意吃奶、持续哭闹，发热，有时前囟会明显隆起。大的宝宝会出现发热、恶心呕吐、胃口差、精神改变（过度烦躁或精神萎靡，甚至嗜睡）、头痛、背痛及颈部僵硬。少数宝宝会出现抽搐。

家长需要做什么

睑腺炎通常可以自行好转，但家长也要注意:

◇不要挤破脓肿，以免造成感染进一步扩散。

◇给宝宝温敷：用一块干净的毛巾蘸些温水，温度以宝宝能耐受为准，然后放置在眼睛上，毛巾变凉再重新蘸些温水。每次温敷10分钟，每天温敷3~6次，持续温敷至睑腺炎好转。温敷可以让宝宝觉得舒服，也可以促进睑腺炎成熟后脓液的排出。

第一篇 当您的宝宝生病时

第二篇 宝宝常见疾病

第三篇 疫苗接种

第四篇 宝宝常做的检查解读

第五篇 微量元素和钙

第六篇 那些疾病之外的问题

什么情况需要带宝宝就医

温敷48小时后没有好转，或眼睑肿胀明显，或疼痛明显，须尽快就医。

医生会做什么检查

根据宝宝的眼睛症状就可以诊断，一般不需要做特殊检查。

医生如何治疗

如果局部有感染，医生会开一些含抗生素的眼药水或/和眼药膏来治疗感染。在极少的情况下，可能需要切开引流。

睑腺炎如何预防

告诉宝宝经常洗手，接触眼睛或揉眼睛之前一定要洗手。如果觉得眼睛不适，可以用生理盐水滴一下眼睛。

睑腺炎的并发症有哪些

睑腺炎通常预后良好，一般不会有并发症。

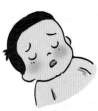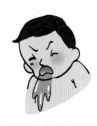

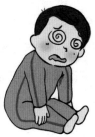

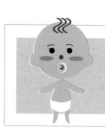

睑板腺囊肿（霰粒肿）

睑板腺囊肿是由腺体阻塞引起的囊肿，导致眼睑处出现肿胀，一般不会疼痛。

睑板腺囊肿的病因是什么

睑板腺囊肿是由腺体阻塞引起的囊肿。

睑板腺囊肿的症状有哪些

眼睑出现小的隆起，通常伴随眼睑肿胀，眼睛会觉得不适，通常不疼。

家长需要做什么

用一块干净的毛巾蘸些温水，温度以宝宝能耐受为准，然后放置在眼睛上，毛巾变凉时重新蘸些温水。每次温敷10分钟，每天温敷3~6次，持续温敷至睑板腺囊肿好转。

什么情况需要带宝宝就医

囊肿局部肿胀明显，或宝宝疼痛严重，须尽快就医。

医生需要做什么检查

根据宝宝的眼睛症状就可以诊断，一般不需要做特殊检查。

医生如何治疗

如果局部有感染，医生会开一些含抗生素的眼药膏来治疗感染，有时可能需要切开引流。

如何预防睑板腺囊肿

很难预防，但如果已经有睑板腺囊肿，要让宝宝勤洗手。

第一篇
当您的宝宝生病时

第二篇
宝宝常见疾病

第三篇
疫苗接种

第四篇
宝宝常做的检查解读

第五篇
微量元素和钙

第六篇
那些疾病之外的问题

第 4 章

耳鼻喉

外耳道炎（游泳性耳病）

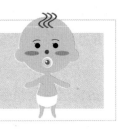

外耳道是鼓膜和外耳之间的管道。当外耳道出现感染时，会引起耳朵疼痛、痒，在宝宝游泳后更容易发生，因此又称游泳性耳病。

外耳道炎的病因是什么

◇经常游泳的宝宝游泳后由于外耳道会残留一部分液体，这种潮湿的环境为细菌的生长提供了条件，同时这些液体也会软化外耳道皮肤，细菌就容易入侵外耳道局部的皮肤造成局部炎症，从而引起感染，并多伴随疼痛。

◇经常用棉签掏耳朵，或抓搔外耳道，也会引起感染。

◇有湿疹的宝宝容易得外耳道炎。

外耳道炎的症状有哪些

◇大的宝宝会说耳朵痒或疼痛，小的宝宝会哭吵或不停抓耳朵。

◇外耳道红肿，有时有分泌物，由于肿胀及分泌物的阻塞，可能会暂时影响听力。

◇当宝宝张嘴或咀嚼时，耳朵不舒服或疼痛加剧。

◇有时会出现颈部局部淋巴结肿大，发热。

家长需要做什么

家长千万不要用棉签或其他物品去掏宝宝的耳朵来缓解痛痒等不适，因为有可能损伤局部皮肤，使外耳道更容易受到细菌的感染，或使感染加重。家长可用毛巾蘸些温水，给宝宝温敷一下耳朵，以缓解耳朵疼痛。如果宝宝耳朵疼痛厉害，可以给宝宝尝试吃些对乙酰氨基酚，国内常用的是泰诺林，既是退热药，也是镇痛药。

什么情况需要带宝宝就医

当宝宝有上述外耳道炎症状时，就要带宝宝看医生，尤其宝宝耳朵疼痛明显、分泌物较多或出现发热时。

医生会做什么检查

根据家长叙述宝宝耳朵的症状，医生做耳镜检查后一般就可以诊断。

医生如何治疗

医生会根据对耳朵的检查情况决定如何治疗，有时会帮宝宝清理一下外耳分泌物，有时也会开些滴耳朵的药物，这些药物通常包含抗生素，有助于抵抗感染。另外，在治疗期间要让宝宝停止游泳。

第一篇
当您的宝宝生病时

第二篇
宝宝常见疾病

第三篇
疫苗接种

第四篇
宝宝常做的检查解读

第五篇
微量元素和钙

第六篇
那些疾病之外的问题

如何预防外耳道炎

减少耳朵进水的机会是预防外耳道炎的关键

家长可以在宝宝游泳时给宝宝带耳塞，或在宝宝洗澡时给宝宝戴浴帽。宝宝游泳或洗澡后，让宝宝甩甩头或用毛巾的角清理一下耳朵中的水。如果宝宝经常患外耳道炎，应尽量减少游泳的次数及时间，限定每次游泳的时间不超过1小时。不要用棉签清理耳朵，因为可能损伤局部皮肤和进一步刺激耳朵。

外耳道炎的并发症有哪些

外耳道炎可引起暂时性听力下降，也可并发慢性外耳道炎。

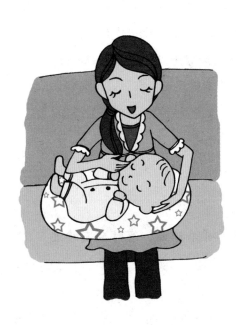

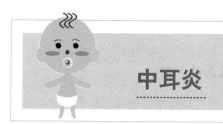

中耳炎

中耳炎是儿童常见疾病，高发于6个月至3岁大之间的宝宝。中耳炎通常发生在感冒之后，主要表现为发热、耳朵疼痛，并且是引起宝宝耳朵疼痛最常见的原因。

中耳炎的病因是什么

当细菌或病毒感染引起感冒后，鼻腔和咽喉会分泌黏液（包括鼻涕），而这些黏液是细菌或病毒最好的培养基。细菌或病毒增长后，会随着分泌物沿着连接鼻腔后部和耳朵的管道（咽鼓管）向上进入中耳，从而引发感染。病毒和细菌都会引起感染，其中以细菌感染最常见。

由于小的宝宝免疫系统还在发育，很容易感冒，再加上宝宝的咽鼓管短、位置水平，使得感染更容易沿着咽鼓管上行至中耳，因此小的宝宝更容易患中耳炎。

中耳炎的症状有哪些

中耳炎的主要症状是耳朵疼痛，有时会有渗液

中耳炎的宝宝会有感染症状，如发热、精神不好、食欲下降。大的宝宝会说耳朵疼痛；小的宝宝不会讲，但可能会不停扯耳朵、哭闹，在吃奶或晚上躺下时，疼痛会更明显，所以小宝宝更容易哭闹。大的宝宝会说耳朵不适，听力下降。有时可见从耳道流出黄色血性液体或脓液，中耳的液体流出后，耳朵疼痛症状会有所缓解。有分泌物通常意味着鼓膜有穿孔，但家长不必担心，因为大都可以自行修复。

家长需要做什么

家长可以用毛巾蘸些温水，帮宝宝热敷一下耳朵，减轻耳朵疼痛。如果是一只耳朵疼痛，睡觉时让疼痛的那只耳朵朝上，可以减轻内耳液体对鼓膜的压力，从而减轻疼痛。

什么情况需要带宝宝就医

宝宝出现耳朵疼痛，耳道有液体流出，或听力出现下降时，就要及时就医。

医生会做什么检查

医生会用电子耳镜仔细检查宝宝的耳朵，看看鼓膜是否有穿孔，鼓膜后方是否存有积液。

医生如何治疗

如果宝宝发热或耳朵疼痛明显，医生会开些退热药，如布洛芬或对乙酰氨基酚。医生会根据耳朵的感染情况开些抗生素来对抗中耳的感染，家长一定要给宝宝吃够疗程，不要过早停药，以免造成中耳炎复发。

如何预防中耳炎

如果可以的话，尽可能母乳喂养，母乳喂养的婴儿不容易得中耳炎，原因可能是母乳里面有抗体和免疫因子，从而使宝宝免受感染。家长不要在宝宝周围抽烟，二手烟会增加宝宝感染中耳炎的概率。平时要注意预防宝宝感冒（见感冒的章节），如果宝宝有感冒症状，如流鼻涕，要用盐水清理鼻涕。

中耳炎的并发症有哪些

中耳炎会导致鼓膜破裂，反复的中耳炎会引起宝宝听力下降。

第一篇
当您的宝宝生病时

第二篇
宝宝常见疾病

第三篇
疫苗接种

第四篇
宝宝常做的检查解读

第五篇
微量元素和钙

第六篇
那些疾病之外的问题

125

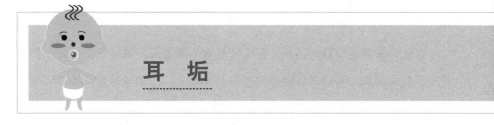

耳 垢

耳垢（耳屎）是外耳道内壁的油脂腺分泌的。耳垢在外耳道形成一层保护膜，可以阻挡异物的侵入，从而保护皮肤免受感染。如果没有耳垢，外耳道会比较干燥并且容易感染。

耳垢的成因是什么

耳垢是外耳道内壁的油脂腺分泌的，刚开始无色、透明、质软，遇空气后变成黄色、质硬。

耳垢的表现有哪些

一般不会引起任何不适，只是家长发现宝宝耳朵里面有耳垢。有时耳垢会引起耳朵疼痛，在极少的情况下，耳垢过多会引起宝宝听力下降。

家长需要做什么

多数情况下，耳垢会裹着外耳道内的尘土、其他碎屑及微生物，多会随着宝宝的咀嚼、说话和运动而自行排出，所以多是不需要清理的。家长千万不要试图去帮宝宝掏耳垢，这样很容易把耳垢推到更里面，并且有可能损伤外耳道或鼓膜。

什么情况需要带宝宝就医

当宝宝说耳朵疼，或可能因为耳垢过多阻塞外耳道而影响听力时，通常需要去耳鼻喉科就医。

医生会做什么检查

医生用耳镜看一下宝宝的耳朵就可以诊断。

医生如何治疗

医生会开软化耳垢的滴耳液，有时也会用特殊工具帮宝宝清理耳垢。

如何预防耳垢

耳垢很难预防，也不必预防。

耳垢常见的并发症有哪些

多不会有什么并发症，只是耳垢较多时可能会造成宝宝耳朵不适或听力下降。

第一篇 当您的宝宝生病时

第二篇 宝宝常见疾病

第三篇 疫苗接种

第四篇 宝宝常做的检查解读

第五篇 微量元素和钙

第六篇 那些疾病之外的问题

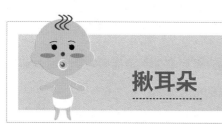

揪耳朵

在成长的过程中，很多宝宝会出现揪耳朵的现象，通常家长会担心宝宝是中耳炎。其实很多原因都会造成宝宝揪耳朵，一些宝宝揪耳朵可能是因为耳朵疼痛，而其他的宝宝揪耳朵可能就是宝宝在探索自己的身体，觉得揪耳朵很好玩。

揪耳朵常见的原因是什么

◇一种习惯或缓解情绪的方式：在宝宝探索身体的过程中，喜欢抓身上的东西，就像拉头发、吃手指一样。因为耳朵很容易被抓到，所以有的宝宝开心、无聊或生气时，就会出现揪耳朵的现象。

◇出牙引起不适或疼痛：出牙是引起宝宝揪耳朵最常见的原因。在宝宝出牙的过程中，牙龈的疼痛可能会从宝宝的下巴传到耳朵，为了缓解由出牙引起的疼痛或不适，宝宝就会试图以揪耳朵来对抗。

◇有过多的耳垢：过多的耳垢可能会造成耳朵不适或听力下降，宝宝会通过揪耳朵来缓解这种不适。

◇耳朵感染或中耳积液：外耳道炎或中耳炎都会引起宝宝耳朵疼痛。

如果宝宝感冒或过敏，有可能造成咽鼓管阻塞而出现中耳积液，引起宝宝不适，宝宝也可能会揪耳朵来缓解不适，以及表示自己耳朵不舒服。

揪耳朵的表现有哪些

揪耳朵的同时，有时大的宝宝会说耳朵疼，小的宝宝会由于耳朵疼而哭闹。有感染时，有的宝宝会出现发热的症状。

家长需要做什么

如果宝宝除了揪耳朵外没有任何异常表现，能吃能玩，那通常不需要做什么，观察一下宝宝是否发热即可。

什么情况需要带宝宝就医

当宝宝除了揪耳朵外，还有耳朵疼痛、哭闹或发热时，就要带宝宝就医。

医生会做什么检查

医生会用耳镜检查宝宝的耳朵。

医生如何治疗

医生的治疗要依据引起宝宝揪耳朵的原因，如果考虑是一种习惯或由出牙引起的，通常不需要治疗，但如果考虑和细菌感染造成的中耳炎有关，会给宝宝应用一些抗生素。

如何预防揪耳朵

不需要特别预防，也很难预防，事实上揪耳朵很多时候是正常的现象。

揪耳朵的并发症有哪些

揪耳朵多是由于出牙或宝宝的一种习惯，一般不会出现并发症。

第一篇 当您的宝宝生病时

第二篇 宝宝常见疾病

第三篇 疫苗接种

第四篇 宝宝常做的检查解读

第五篇 微量元素和钙

第六篇 那些疾病之外的问题

耳朵疼

很多宝宝都经历过耳朵疼，并且这是家长带宝宝就医的一个重要原因。很多家长担心宝宝耳朵疼是患了中耳炎，其实除了中耳炎外，其他原因也会引起耳朵疼。

耳朵疼常见的病因是什么

感染和异物是引起耳朵疼的主要原因

引起耳朵疼最常见的原因是耳朵的两个区域发生感染，如外耳道炎或中耳炎（见相关的章节）。临近耳朵的区域发生感染，如鼻窦炎或扁桃体炎，有时也会引起耳朵疼。耳垢过多，掏耳朵时残留了棉棒，有时宝宝向耳朵里塞入其他异物等，也会引起耳朵疼。

耳朵疼的症状有哪些

大的宝宝说耳朵疼痛，小的宝宝会揪耳朵、不停哭闹、很难入睡，有感染时会伴随发热。

家长需要做什么

家长可以用毛巾蘸些温水，帮宝宝热敷一下耳朵，减轻疼痛。如果是一只耳朵疼痛，睡觉时让疼痛的那只耳朵朝上，可以减轻内耳液体对鼓膜的压力，从而减轻疼痛。如果宝宝发热，或耳朵疼痛明显，可以给宝宝吃些退热药，如布洛芬或对乙酰氨基酚，因为退热药不但可以退热，还可以镇痛。

什么情况需要带宝宝就医

当宝宝总是说耳朵疼痛，或小的宝宝不停揪耳朵、哭闹、过度烦躁时，家长应及时带宝宝就医。

医生会做什么检查

医生会用耳镜仔细检查宝宝的耳朵。

医生如何治疗

治疗要依据引起耳朵疼痛的原因，如果考虑是由细菌感染造成的中耳炎引起的，会给宝宝应用一些抗生素；如果发现是由耳中的异物引起的，医生会取出宝宝耳朵内的异物。

如何预防耳朵疼

有时很难预防。预防外耳道炎和中耳炎（请参照相关章节）可以减少感染的概率，也就减少了耳朵疼的概率。

耳朵疼的并发症有哪些

如果找到原因后及时治疗，一般不会有并发症。

第一篇
当您的宝宝生病时

第二篇
宝宝常见疾病

第三篇
疫苗接种

第四篇
宝宝常做的检查解读

第五篇
微量元素和钙

第六篇
那些疾病之外的问题

过敏性鼻炎

过敏性鼻炎，也称花粉热，主要是由宝宝对环境中的某些物质过敏引起的。常见的过敏原有花粉、尘螨、真菌及动物的皮屑，这些过敏原会诱发宝宝出现打喷嚏、鼻塞、流鼻涕等类似感冒的症状。过敏性鼻炎既可以是季节性的，也可以持续常年发病。

过敏性鼻炎的病因是什么

◇植物花粉：通常引起季节性（如春季）过敏性鼻炎。

◇尘螨或宠物皮屑：通常引起持续性过敏性鼻炎。当宝宝接触到这些过敏原后，过敏原进入宝宝鼻腔或眼睛，引起宝宝体内组胺的释放，从而产生过敏性鼻炎的症状。许多过敏性鼻炎在儿童时期就会出现，并且有一定的遗传性，如果父母有过敏性鼻炎或起过荨麻疹，那宝宝发生过敏性鼻炎的概率就更大。

家长需要做什么

家长应该观察和记录宝宝过敏性鼻炎的症状与哪些诱发因素有关，发现相关后就尽量避免，但事实上有时很难确定引起宝宝过敏的具体因素。经常帮宝宝用盐水冲洗鼻子（有喷剂，也有专门冲洗用的），不但可以帮助宝宝清理鼻涕，缓解鼻塞的症状，还可以冲洗掉鼻部的过敏物质。

什么情况需要带宝宝就医

当宝宝出现上述过敏性鼻炎的症状，并且已经开始影响睡眠、上学、社交等活动时，就要带宝宝尽快就医。

第一篇 当您的宝宝生病时

第二篇 宝宝常见疾病

第三篇 疫苗接种

第四篇 宝宝常做的检查解读

第五篇 微量元素和钙

第六篇 那些疾病之外的问题

医生会做什么检查

医生会向家长询问宝宝的症状并检查宝宝的呼吸道，有时会要求给宝宝抽血或做皮肤点刺试验查找过敏原[①]。

医生如何治疗

由于是过敏体质问题，过敏性鼻炎一般很难医治好，并且容易反复，但乐观的是，医生会用药物缓解宝宝过敏性鼻炎的症状：

◇鼻腔冲洗：大的宝宝可用鼻腔冲洗剂或鼻腔喷雾剂。用盐水冲洗鼻腔内部，不但可以冲走花粉，还可以冲走比较黏稠的鼻腔分泌物。

◇抗组胺药：这类药物会帮助宝宝缓解痒、打喷嚏、流鼻涕的症状，但有些抗组胺药（通常是一代抗组胺药物，如苯海拉明或氯苯那敏）会造成宝宝嗜睡，所以用之前需咨询医生。

◇激素类鼻喷剂：医生有时会开激素类鼻喷剂，但激素类鼻喷剂一般会在连用几天或几周才会有效，所以家长要配合医生按要求用足疗程，并要定期复诊。

过敏性鼻炎的并发症有哪些

有些过敏性鼻炎在发作期间会并发中耳炎、鼻窦炎。

---

①皮肤点刺试验是把少量的过敏原，如花粉、动物皮屑，用针轻轻刺入皮肤表层。如果宝宝对某种物质过敏，点刺处的皮肤会出现红肿。

133

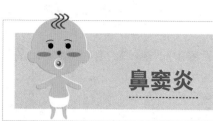

鼻窦炎

鼻窦炎是宝宝的鼻子及前额周围鼻窦发生感染，通常继发于感冒或过敏性鼻炎，主要表现为流鼻涕、鼻塞、眼睛周围肿胀、头疼。2岁以下的宝宝由于鼻窦腔还没有完全发育，所以一般不会发生鼻窦感染。

鼻窦炎的病因是什么

鼻窦炎通常继发于感冒后，由病毒感染引起，有时会继发细菌感染。患过敏性鼻炎的宝宝更容易发生鼻窦炎。

鼻窦炎的症状有哪些

患鼻窦炎的宝宝会鼻塞、流鼻涕，鼻涕可为黄色或绿色。由于鼻涕较多，倒流入咽喉可引起咳嗽、咳痰[1]，以及咽喉刺激症状，如清嗓子。有的宝宝还会有发热、面部及眼睛周围疼痛、头疼、眼睛肿胀。

初期的鼻窦炎与感冒症状类似，很难分别，但如果宝宝感冒症状比较严重，超过10天还没有好转，出现眼睛周围或额头周围疼痛、眼睛肿胀时，要考虑可能是鼻窦炎。

家长需要做什么

在宝宝睡觉时，家长可以把宝宝的头垫高一些，也可以在宝宝睡觉的房间放置加湿器，并给宝宝喝多些水，以稀释鼻涕，促进鼻涕排出；可以给宝

---

[1]可能不是真正的痰，而是倒流入咽喉部的鼻涕。

宝进行鼻腔冲洗，用盐水喷鼻，或用洗鼻器帮宝宝清理鼻涕；可以用毛巾蘸些温水，帮宝宝温敷面部疼痛部位，疼痛明显时可以用布洛芬或对乙酰氨基酚缓解。

什么情况需要带宝宝就医

如果觉得宝宝的症状比较像鼻窦炎，或经过上述家庭治疗没有好转，就需要带宝宝就医。

医生会做什么检查

医生一般根据宝宝的症状及检查宝宝的鼻腔就可以诊断，但有时也会要求做CT或其他影像学检查。

医生如何治疗

如果考虑鼻窦炎是由病毒感染引起的，通常不需要特别治疗；但如果考虑是由细菌感染引起的，医生会开抗生素治疗。医生一旦开出抗生素，就要给宝宝吃够疗程，一般抗生素的疗程为14～21天，过早停用抗生素可能会引起鼻窦炎复发。

如何预防鼻窦炎

与预防感冒类似，如让宝宝勤洗手，避免接触患病的人群。不要在宝宝周围抽烟。如果宝宝有过敏性鼻炎，要注意避免容易诱发过敏的因素（见过敏性鼻炎章节）。无论是何原因引起的鼻涕，家长都应该及时帮宝宝清理。

鼻窦炎的并发症有哪些

一般很少出现并发症，但有时鼻窦炎也会并发眼睛或中枢神经系统的感染。

第一篇 当您的宝宝生病时

第二篇 宝宝常见疾病

第三篇 疫苗接种

第四篇 宝宝常做的检查解读

第五篇 微量元素和钙

第六篇 那些疾病之外的问题

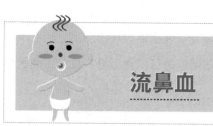

流鼻血

流鼻血非常常见，几乎每个宝宝在成长的过程中都有过流鼻血的经历。尽管流鼻血会令家长和宝宝紧张，但流鼻血多不是严重的问题，通过一些简单的治疗或处理大多可以止住。

流鼻血的原因是什么

鼻腔内有丰富的毛细血管，这些血管离皮肤表层很近，所以很容易受到刺激而破裂流血。引起宝宝流鼻血的常见原因有：

◇鼻子损伤：抠鼻子（挖鼻孔）、撸鼻子时用力过大，都可能引起鼻腔中毛细血管的破裂。

◇感冒或过敏性鼻炎：感冒或过敏性鼻炎会引起鼻黏膜肿胀，并且过敏性鼻炎通常伴随鼻子痒的症状，会引起宝宝经常揉鼻子或抠鼻子，更容易刺激鼻腔出血。

◇空气干燥：当处于干燥季节（如秋冬季节），或室内比较干燥时，宝宝鼻腔内黏膜非常干，毛细血管很容易自发破裂而出血。

除上述常见的原因外，其他不常见的原因还有：

◇鼻腔内异物，外伤（如摔倒或足球击中面部）。

◇鼻腔内部有异常赘生物（通常是息肉），或鼻腔内部结构异常。

◇凝血功能异常：任何一种影响凝血功能的因素都有可能导致流鼻血，如血液系统疾病（如血友病、白血病、再生障碍性贫血）。这些疾病是比较少见的，除了流鼻血外，通常也会出现其他地方的出血。

第一篇 当您的宝宝生病时

第二篇 宝宝常见疾病

第三篇 疫苗接种

第四篇 宝宝常做的检查解读

第五篇 微量元素和钙

第六篇 那些疾病之外的问题

流鼻血的症状有哪些

宝宝单侧鼻孔或两侧鼻孔出血。

家长需要做什么

尽管流鼻血令家长和宝宝紧张，但通常不是严重的事情，所以家长一定要淡定，家长紧张只会使宝宝更紧张。家长可以做以下尝试：

◇按压止血：让宝宝站立或坐下来，嘴巴张开，身体和头稍微向前倾斜，家长用拇指和食指紧紧捏住宝宝的鼻翼（鼻子的下半部分，也就是软的部分），并保持按压10分钟。在做这个动作的过程中，不要松开手检查流鼻血是否停止。按压10分钟后松开手指，如果流鼻血仍没有停止，那就再重复按压动作10分钟。对于大的宝宝，家长可以让宝宝自己完成按压止血。

◇冰敷：如果条件允许，可以在宝宝面部放置一个冰袋，这样有助于止血。

注意：家长千万不要让宝宝躺下或把头仰起来，这样鼻血很容易流进喉咙，导致呛咳、呕吐，甚至窒息。虽然这是民间常用的止血方法，但其实是错误的。

什么情况需要带宝宝就医

◇尝试过两次10分钟按压止血后仍流鼻血。

◇过度频繁地流鼻血，如一周一次或几次。

◇外伤后出现的流鼻血，如足球击中面部，或摔倒。

◇除流鼻血外，宝宝还有其他地方出血，如牙龈出血。

◇宝宝流鼻血量很多，或出现面色苍白，对外界的反应差。

如果出现以上情况，请家长尽快带宝宝去耳鼻喉科就医。

医生会做什么检查

医生会仔细检查宝宝的鼻腔，在极少的情况下，会要求抽血检查凝血功能。

医生如何治疗

如果流鼻血的原因是血管破裂，医生会用药物或电灼的方法帮助止血。当然，有时由外伤引起的流鼻血需要手术治疗。

如何预防流鼻血

家长应剪短宝宝的指甲，并告诉宝宝尽量不要挖鼻孔。如果天气干燥或室内比较干燥，可以在房间里放置空气加湿器，以帮助湿润空气。如果宝宝有过敏性鼻炎，需要注意避免引起过敏的物质（参考过敏性鼻炎章节）。此外，家长可以用盐水帮宝宝滴鼻或洗鼻，也可以在睡觉之前用棉签蘸一些凡士林或羊毛脂帮宝宝涂抹下鼻腔。

流鼻血的并发症有哪些

由常见原因引起的流鼻血多不严重，也多不会引起并发症。

第一篇
当您的宝宝生病时

第二篇
宝宝常见疾病

第三篇
疫苗接种

第四篇
宝宝常做的检查解读

第五篇
微量元素和钙

第六篇
那些疾病之外的问题

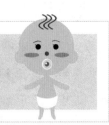

扁桃体炎

扁桃体炎是由感染引起的扁桃体发炎，造成咽喉疼痛、发热、扁桃体肿大等症状。宝宝很容易出现扁桃体发炎，多数经过治疗后都会好转，但极少的宝宝可能需要做扁桃体切除术。

扁桃体炎的病因是什么

扁桃体炎通常是由病毒或细菌感染引起的，细菌中最常见的是A组溶血性链球菌。扁桃体是宝宝免疫系统抵抗病毒或细菌进入咽喉的第一道防线，因此宝宝很容易出现扁桃体发炎。

扁桃体炎的症状有哪些

扁桃体炎的主要症状是咽喉痛和扁桃体肿大

宝宝的扁桃体会肿大，扁桃体上出现白色或黄色的脓点或包膜；咽喉疼痛、不适，吞咽时疼痛，声音嘶哑；有发热、咳嗽、流鼻涕等感冒症状；颈部可出现淋巴结肿大。

家长需要做什么

家长要让宝宝多休息，多喝水及其他液体，让宝宝吃容易吞咽的食物（粥、汤、软的食物）。如果宝宝可以漱口，可自制一些盐水，把1茶匙盐（约5克）加入240毫升温水中混匀后，让宝宝漱口。吃些冰的东西，如冰棍

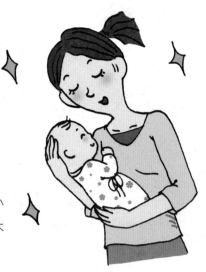

或冰激凌，可以缓解宝宝的口腔疼痛。如果宝宝发热或咽喉疼痛明显，可以用退热药，如布洛芬或对乙酰氨基酚，既可退热，又可缓解疼痛。

什么情况需要带宝宝就医

如果宝宝咽喉疼痛、发热超过48个小时，或不愿意喝水、吞咽困难，或精神不好、过度疲惫，须尽快带宝宝就医。

医生会做什么检查

医生会详细检查宝宝咽喉及扁桃体的情况，有时会做咽拭子检测（用棉签在宝宝咽喉部取一些样品进行检验，以确定是否为细菌感染），有时也会要求做血常规检查，以排除其他导致扁桃体发炎的疾病，如传染性单核细胞增多症。传染性单核细胞增多症也会表现为扁桃体发炎，有脓点或白膜，但会在血常规检查中发现异性淋巴细胞。

医生如何治疗

◇抗生素治疗：如果考虑是由细菌感染引起的，医生会开抗生素进行治疗，家长一定要遵从医嘱，把抗生素用足疗程。

◇扁桃体切除：如果经常出现扁桃体发炎，如每年至少5次以上，且已经影响宝宝生活，医生会建议去耳鼻喉科切除宝宝的扁桃体。

如何预防扁桃体炎

保持良好的卫生习惯是预防病毒或细菌感染最直接的途径

家长要教会宝宝正确洗手方法，并要求宝宝经常洗手，尤其是去厕所后及吃饭前。如果宝宝有扁桃体炎，最好在家休息不要上学，以免传染给其他宝宝。咳嗽或打喷嚏时，让宝宝用衣袖或纸巾遮住口鼻，以免引起飞沫传播。

扁桃体炎的并发症有哪些

一般很少出现并发症，但如果是由A组溶血性链球菌引起的扁桃体炎，有时会并发风湿热或肾小球肾炎。

第一篇
当您的宝宝生病时

第二篇
宝宝常见疾病

第三篇
疫苗接种

第四篇
宝宝常做的检查解读

第五篇
微量元素和钙

第六篇
那些疾病之外的问题

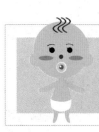

扁桃体或/和腺样体肿大

扁桃体及腺样体（又称咽扁桃体）位于咽喉部。扁桃体位于喉咙的两侧，宝宝张大嘴或大哭时，可以看到咽部两侧分别有一个红色、橄榄球样的组织。腺样体位于咽喉的最上方，需要用特殊的喉镜或仪器才可以看到。扁桃体和腺样体属于淋巴器官，是宝宝对抗感染的一道屏障。在宝宝6岁大之前，扁桃体和腺样体因为一些原因会逐渐增大，然后逐渐缩小。

扁桃体或/和腺样体肿大的病因是什么

引起扁桃体或/和腺样体肿大最常见的原因就是感染（见扁桃体炎章节）。此外，由于持续性流鼻涕，一些有鼻炎的宝宝也会有腺样体肿大。

扁桃体或/和腺样体肿大的症状有哪些

◇扁桃体肿大：扁桃体肿大可以观察到，除可以看到肿大的扁桃体，还会伴随扁桃体炎症状（见扁桃体炎章节）。

◇腺样体肿大：有时很难判断有无腺样体肿大，一般腺样体肿时，宝宝会出现张嘴呼吸、呼吸时有杂音、夜间睡眠时打鼾、口臭等症状。

◇扁桃体和腺样体同时肿大：宝宝会呛咳或喘息，吞咽困难，夜晚睡觉时打鼾明显。此外，宝宝在睡眠中会出现短暂的呼吸停止，医学上称为睡眠呼吸暂停综合征。

家长需要做什么

如果宝宝有扁桃体炎，可按护理扁桃体炎的方法帮助宝宝。（见扁桃体炎章节。）

什么情况需要带宝宝就医

当宝宝出现上述扁桃体肿大或/和腺样体肿大的症状时，就应及时带宝宝就医。

医生会做什么检查

医生会仔细检查宝宝的咽喉部，有时需要用特殊的喉镜及其他仪器检查。一般需要耳鼻喉科医生来检查。

医生如何治疗

如果考虑是由感染引起的，医生会开抗生素治疗；如果考虑是与过敏性鼻炎有关，医生会按过敏性鼻炎治疗。

如果宝宝出现反复扁桃体感染，或出现呼吸睡眠障碍，或已经影响吞咽功能，医生可能会建议手术切除肿大的扁桃体或/和腺样体。

扁桃体或/和腺样体肿大的并发症有哪些

如果是扁桃体炎，可能会并发风湿热或肾小球肾炎。扁桃体或/和腺样体肿大有时也会导致气道阻塞，造成睡眠呼吸障碍。

第一篇 当您的宝宝生病时

第二篇 宝宝常见疾病

第三篇 疫苗接种

第四篇 宝宝常做的检查解读

第五篇 微量元素和钙

第六篇 那些疾病之外的问题

第 **5** 章

口　腔

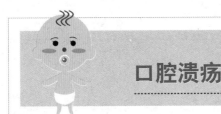

口腔溃疡

口腔溃疡是宝宝口腔内出现溃疡，可以发生在颊黏膜、舌头、牙龈及口唇上，并且会引起宝宝口腔疼痛。大多数口腔溃疡会在一周内自行好转。

口腔溃疡的病因是什么

引起宝宝口腔溃疡的确切原因尚不清楚，比较常见的原因有：

◇感染：如由病毒感染引起的疱疹性咽炎或手足口病，由白色念珠菌感染引起的鹅口疮。

◇损伤：如刷牙时由牙刷造成的损伤，不小心咬伤，或有时喝奶、吃东西引起的烫伤。

虽然有时很难确定引起口腔溃疡的原因，但如果反复发生口腔溃疡，那宝宝可能有潜在的疾病，如炎症性肠病。

口腔溃疡的症状有哪些

宝宝口腔内常出现单个或多个溃疡，溃疡中心通常为灰白色。由于溃疡引起的口腔疼痛，造成宝宝不愿意吃东西，以及有的宝宝流口水较多。如果是由感染引起的口腔溃疡，多会伴随发热症状。

第一篇 当您的宝宝生病时

第二篇 宝宝常见疾病

第三篇 疫苗接种

第四篇 宝宝常做的检查解读

第五篇 微量元素和钙

第六篇 那些疾病之外的问题

家长需要做什么

家长要避免给宝宝吃酸性的食物或饮料，以及辛辣的食物，这些饮食会加重口腔疼痛；可以让宝宝用吸管喝水，这样就可以避开液体对口腔溃疡的刺激；或者给宝宝吃些冰的饮食，如冰水、冰棍或冰激凌，这样不但可以缓解口腔疼痛，还可以补充水分。

如果宝宝可以漱口，家长可自制些盐水，把1茶匙盐（约5克）加入240毫升温水中混匀后，让宝宝漱口。如果宝宝疼痛厉害，可以给宝宝用些退热药，如布洛芬或对乙酰氨基酚，有镇痛的作用。

什么情况需要带宝宝就医

多数口腔溃疡一周内会自行好转，一般不需要带宝宝就医。如果家长尝试上述方法后，口腔溃疡仍比较严重，或口腔溃疡超过一周，或宝宝很久不愿意吃东西或喝水，或反复发生溃疡，需要带宝宝及时就医。

医生会做什么检查

医生仔细检查宝宝的口腔就可以诊断，一般不需要做其他检查。

医生如何治疗

一般不需要特别治疗，医生有时会开一些止疼药（通常是退热药，因退热药不但可以退烧，还可以止疼）。

如何预防口腔溃疡

很难预防，其中预防由感染引起的口腔溃疡与预防其他感染是一样的。

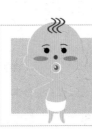

疱疹性咽峡炎

疱疹性咽峡炎是由病毒感染引起的，高发于夏季和秋季，主要表现为发热、咽喉疼、胃口差、口水多等症状。在宝宝的咽喉部可见灰白色的小疱疹，周围有红晕，会破溃形成小溃疡。疱疹性咽峡炎多在一周内好转。

疱疹性咽峡炎的病因是什么

疱疹性咽峡炎是由病毒感染引起的，具有高传染性

疱疹性咽峡炎是由病毒感染引起的宝宝急性发热和咽喉部疱疹，其中最常见的病毒是柯萨奇A组病毒（属于肠道病毒），也可由埃可病毒、EB病毒感染引起。疱疹性咽峡炎高发于夏秋季节，具有高度传染性，很容易在宝宝之间传染。

疱疹性咽峡炎的症状有哪些

发热和咽喉部疱疹是疱疹性咽峡炎的主要症状

宝宝通常表现为高热，一般持续3~5天。在咽喉部（咽腭弓、软腭、悬雍垂的黏膜上）可见数个或数十个灰白色小疱疹，周围有红晕，破溃后会形成小溃疡，有时可以同时看到疱疹和溃疡。大的宝宝会说咽喉疼痛；小的宝宝会表现为用手指抠嘴巴，当疼痛明显时，还会表现为哭闹。口腔疱疹和溃疡还会引起宝宝口水多。

由于咽喉疼痛，宝宝会不愿意吃东西或喝奶，并有可能出现脱水表现（如精神不好、口唇干燥、尿少等）。

家长需要做什么

家长需让宝宝在家休息，避免宝宝外出或上学后，把疾病传染给其他宝宝；要给宝宝补充充足的水分，尽量让宝宝吃些软的、易消化的食物，不要再给宝宝吃酸和辛辣的饮食，否则会加重宝宝口腔疼痛；可以给宝宝吃些冰的饮食，如冰水、冰棍或冰激凌，不但可以缓解口腔疼痛，还可以补充水分和能量；宝宝发高烧，或咽喉疼痛剧烈时，可以吃些退热药，如布洛芬或对乙酰氨基酚缓释片，因为退热药除了退烧外，还可以镇痛。

什么情况需要带宝宝就医

一旦宝宝出现持续高热，即便用了退热药也很难退热；或宝宝出现精神不好或过度烦躁，长时间不愿意喝水或吃东西，小便次数和尿量明显减少；或宝宝有明显的头痛、频繁呕吐、呼吸急促、出现抽搐，须尽快就医。

医生会做什么检查

根据宝宝发热及典型咽喉疱疹就可诊断，一般不需要做其他检查。

医生如何治疗

疱疹性咽峡炎是由病毒感染引起的，目前还没有针对这类病毒有效的抗病毒药，所以除非合并细菌感染，否则是不需要应用抗生素的。医生可能会开一些退热药，用于宝宝退烧和缓解咽喉疼痛。在很少的情况下，如宝宝出现脱水症状或有并发症，可能需要住院治疗。

第一篇 当您的宝宝生病时

第二篇 宝宝常见疾病

第三篇 疫苗接种

第四篇 宝宝常做的检查解读

第五篇 微量元素和钙

第六篇 那些疾病之外的问题

如何预防疱疹性咽峡炎

注意个人卫生，避免去人多场所可以预防疱疹性咽峡炎

家长要让宝宝在家休息，以免传染给其他宝宝。让宝宝勤洗手，尤其是去厕所后及吃饭前。在疱疹性咽峡炎高发的季节（夏秋季），不要带宝宝去人群密集、空气不流通的地方，如商场、游乐场、饭馆等。

疱疹性咽峡炎的并发症有哪些

疱疹性咽峡炎是自限性疾病，一般很少发生并发症。

手足口病

手足口病是由肠道病毒感染引起的，以宝宝口腔内、手、足及臀部等身体部位出现疱疹为主要特征的急性传染病。致病病毒以柯萨奇病毒A16型（CoxA16）和肠道病毒71型（EV以71）最为常见。从发病时间来看，手足口病全年均可发病，每年4~10月是手足口病流行期，流行高峰通常出现在5~7月。手足口病爆发流行时，幼儿园、托儿所、学校等人群密集的公共场所为主要流行区域，呈现群体发病现象。手足口病高发于5岁以下的宝宝，大多数患者症状轻微，在7~10天内痊愈，只有很少数的患者可能出现无菌性脑膜炎、脑炎、急性弛缓性麻痹、神经源性肺水肿和心肌炎等，个别重症患儿病情进展快，甚至会导致死亡，这也是大家闻手足口病色变的重要原因之一。

手足口病的病因是什么

手足口病主要是由肠道病毒感染引起的

引发手足口病的病毒包括柯萨奇病毒A组(CA)的2、4、5、7、9、10、16型等，B组(CB)的1、2、3、4、5型等；肠道病毒71型(EV71)和埃可病毒(ECHO)等，其中EV71和CA16型较为常见。EV71是人类肠道病毒的一种，可引起多种疾病，其中以手足口病最为常见，可引起中枢神经系统、呼吸系统的并发症，是导致手足口病重症和死亡病例的主要病原体。

第一篇 当您的宝宝生病时

第二篇 宝宝常见疾病

第三篇 疫苗接种

第四篇 宝宝常做的检查解读

第五篇 微量元素和钙

第六篇 那些疾病之外的问题

手足口病的症状有哪些

口腔黏膜疱疹和四肢、臀部皮疹是手足口病的典型表现

◇典型的手足口病皮疹：皮疹主要散发在手心、足心、肛周，少数可发生在四肢及臀部，躯干部的皮疹少见。皮疹为粟粒样斑丘疹或水疱，周围有红晕，通常不痒，也不会引起疼痛。

◇口腔黏膜疱疹、溃疡：口腔黏膜的表现类似于疱疹性咽峡炎，可见硬软腭、舌尖、舌侧缘、两颊、唇齿黏膜散在的白色小疱疹，疱疹破溃后形成溃疡，有时可同时看到疱疹和溃疡。

◇咽喉疼痛：由口腔黏膜疱疹和溃疡引起咽喉疼痛，大的宝宝会说咽喉疼痛，小的宝宝会表现为用手指抠嘴巴，疼痛明显还会表现为哭闹。由于咽喉疼痛，宝宝会不愿意吃东西或喝奶，并有可能造成脱水症状，如精神不好、口唇干燥、尿少等。

◇发热：通常伴随不同程度的发热。

◇重症手足口病：少数宝宝会发展为重症手足口病，主要表现为精神萎靡、烦躁不安、面色苍白、持续高热不退、频繁呕吐、肢体震颤或无力、呼吸心率明显加快、呼吸困难。

家长需要做什么

家长需让宝宝在家休息，避免宝宝外出或上学后，把疾病传染给其他宝宝；要给宝宝补充充足的水分，尽量让宝宝吃些软的、易消化的食物，不要再给宝宝吃酸和辛辣的饮食，否则会加重宝宝口腔疼痛；可以给宝宝吃些冰的饮食，如冰水、冰棍或冰激凌，不但可以缓解口腔疼痛，还可以补充水分和能量。宝宝发高烧，或咽喉疼痛剧烈时，可以吃些退热药，如布洛芬或对乙酰氨基酚，因为退热药除了退烧外，还可以镇痛。

什么情况需要带宝宝就医

宝宝有以下表现时，需要尽快就医：

◇精神不好，或和平时表现有很大不同。

◇2～3天后症状仍没有好转。

◇出现脱水症状，如口唇干、尿少（包括尿量和尿的次数，小的宝宝可观察换尿不湿的情况，大的宝宝直接观察排尿情况）。

◇出现持续高热、精神萎靡、烦躁不安、面色苍白、频繁呕吐、肢体震颤或无力、呼吸心率明显加快、呼吸困难等重症的表现。

医生会做什么检查

一般根据宝宝典型的手足口病表现就可以诊断，但有时医生也会要求做下病原学检查，确定是由何种病毒感染引起的。

医生如何治疗

手足口病是由病毒感染引起的，目前没有针对这类病毒的有效抗病毒药，所以没有特效治疗方法，主要以对症治疗为主。乐观的是，几天后手足口病会自然好转，大多数预防良好。家长需注意，由于手足口病是由病毒感染引起的，所以不需要应用抗生素（除非合并了细菌感染）。

医生会开一些退热药，用于宝宝退烧和缓解咽喉疼痛。在很少的情况下，如宝宝出现脱水症状，或出现重症手足口病表现，需要住院治疗。

第一篇 当您的宝宝生病时

第二篇 宝宝常见疾病

第三篇 疫苗接种

第四篇 宝宝常做的检查解读

第五篇 微量元素和钙

第六篇 那些疾病之外的问题

151

如何预防手足口病

张亚停：
儿科医生说

注射疫苗和注意个人卫生有助于预防手足口病

◇EV71 疫苗：国内已经有肠道病毒71 型（EV71）灭活疫苗，但目前还属于二类疫苗，需要家长付费接种。有一些地区已经可以接种，家长可以咨询当地的预防接种单位看是否可以接种。EV71疫苗接种对象为不小于6个月的易感儿童，越早接种越好。鼓励在12月龄前完成接种程序，以便尽早发挥保护作用，基础免疫程序为2剂次，间隔1个月；5岁以上的宝宝由于发生手足口病的概率不高，可以不再接种EV71疫苗。EV71疫苗并不等于手足口病疫苗，因为手足口病也可以由其他肠道病毒感染引起。EV71疫苗不能预防柯萨奇A组16型(CoxA16)和由其他型别肠道病毒引起的手足口病，但它可以减少因EV71感染的手足口病病例数，并降低重症发病风险（重症手足口病多是由EV71感染引起的）。

◇其他预防措施：家长接触宝宝之前，要用肥皂和水洗手；宝宝饭前便后要洗手；不要让宝宝喝生水、吃生冷食物；打喷嚏或咳嗽时用手绢或纸巾遮住口鼻，随后将纸巾包裹好丢入有盖的垃圾桶内；如果知道其他宝宝患了手足口病，那就不要让自己宝宝再接触生病的宝宝；手足口病流行期间，尽量不带宝宝到人群聚集、空气流通差的公共场所。

手足口病的并发症有哪些

大多数手足口病预后良好，通常在7~10天内痊愈，只有很少数宝宝可能出现无菌性脑膜炎、脑炎、急性弛缓性麻痹、神经源性肺水肿和心肌炎等，个别重症患儿病情进展快，甚至会导致死亡。

第一篇 当您的宝宝生病时

第二篇 宝宝常见疾病

第三篇 疫苗接种

第四篇 宝宝常做的检查解读

第五篇 微量元素和钙

第六篇 那些疾病之外的问题

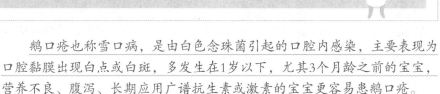

鹅口疮

　　鹅口疮也称雪口病，是由白色念珠菌引起的口腔内感染，主要表现为口腔黏膜出现白点或白斑，多发生在1岁以下，尤其3个月龄之前的宝宝，营养不良、腹泻、长期应用广谱抗生素或激素的宝宝更容易患鹅口疮。

鹅口疮的病因是什么

　　白色念珠菌存在于正常的人体内，喜欢阴暗、温暖和潮湿的环境，如宝宝的口腔或尿布覆盖区域。正常情况下，白色念珠菌可以和人体内其他微生物保持菌群平衡，不会对宝宝造成感染，但有些原因会引起白色念珠菌在宝宝口腔内异常生长而引起鹅口疮：

　　◇长期应用抗生素：应用抗生素是为了杀灭引起感染的有害细菌，但抗生素同时可能也把人体内正常的有益菌给杀灭了，造成菌群紊乱，结果引起白色念珠菌的异常生长。

　　◇外界感染：乳头、奶嘴或其他物品上可能携带有白色念珠菌，当宝宝吸吮时就感染了。

　　◇长期应用激素药物或免疫力低下：需长期吸入激素的宝宝（如哮喘）容易患鹅口疮，一些免疫力低下的宝宝也容易患鹅口疮。

鹅口疮的症状有哪些

口腔黏膜表面形成白色斑膜是鹅口疮的典型表现

宝宝的口腔黏膜或舌面覆盖白色、乳凝块样、小点或小片状物，也可逐渐融合成大片，类似豆腐渣样，不易擦去，白斑周围多无红肿。一般不影响吃奶，但如果宝宝整个口腔都布满白斑，也可表现为不愿意吃奶、哭闹或烦躁。

家长需要做什么

不要强行剥离或刮掉鹅口疮，会引起局部溃疡而造成宝宝疼痛，也可能会引起出血，家长遵从医嘱护理宝宝即可。

什么情况需要带宝宝就医

家长发现宝宝口腔中有类似鹅口疮的表现，就应及时带宝宝就医。

医生会做什么检查

仔细检查宝宝的口腔表现即可确诊，一般不需要做相关检查。有时医生会从宝宝口腔鹅口疮处刮一小片下来，送实验室检查是否为口腔白色念珠菌感染。

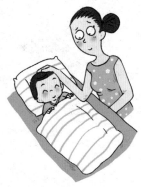

医生如何治疗

医生会开一些抗真菌药物用于涂抹宝宝口腔患处，如制霉菌素甘油，每日涂抹2~3次，连续用至少1周；有时会开些碳酸氢钠溶液（可以抑制真菌生长），于哺乳前后清洁宝宝口腔，一般不需要口服抗真菌药；有时也会要求母乳喂养的妈妈在乳头上涂抹抗真菌药物，以避免念珠菌在母亲和宝宝之间反复传播；有时还会给宝宝开口服益生菌，以纠正肠道菌群紊乱，抑制真菌生长。

如何预防鹅口疮

注意卫生是预防鹅口疮的关键

喂母乳的妈妈要注意乳房局部的卫生，喂养宝宝后保持乳房及乳头干燥；用配方奶喂养宝宝的家长应注意奶瓶和奶嘴的消毒，可以把奶瓶和奶嘴放入开水中煮沸1~2分钟，然后晾干。大的宝宝喜欢吃手，或拿到什么东西都往嘴里放，要注意勤给宝宝洗手，宝宝玩具和用品要定期消毒。此外，家长平时注意合理给宝宝应用抗生素，以防菌群紊乱。

鹅口疮的并发症有哪些

鹅口疮多不严重，局部治疗及注意护理即可治愈。在极少的情况下也会出现严重的感染，如全部口腔均被白色斑膜覆盖，甚至延伸至食管、气管，宝宝可能出现胃口差及吞咽困难。全身的念珠菌感染是比较罕见的，如果出现，可能需要抗真菌治疗。

第一篇 当您的宝宝生病时

第二篇 宝宝常见疾病

第三篇 疫苗接种

第四篇 宝宝常做的检查解读

第五篇 微量元素和钙

第六篇 那些疾病之外的问题

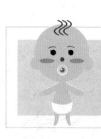

舌系带过短

舌系带是一条带状的组织，连接着舌头背面和口腔底部。出生后宝宝的舌头开始变长，并逐渐拉伸舌系带而自我矫正，但有时舌系带仍牵拉舌尖或舌头前端。通常情况下，舌系带过短不会引发问题，但有时会影响宝宝吸吮母乳，宝宝长大后可能会影响宝宝说话。

舌系带过短的原因是什么

舌系带过短的原因尚不清楚。

舌系带过短的表现有哪些

舌系带过短的宝宝舌头不能伸出口腔，舌头运动不灵活，说话时吐字不清晰。当宝宝哭泣或张大嘴巴时，可以看到舌系带位于口腔的前部，并牵拉着舌尖或舌头的前端，伸舌头时舌头呈心形。此外，宝宝吸吮母亲乳头困难，并且妈妈会觉得乳头疼痛，而由于母乳摄入不足会造成宝宝体重停滞。

家长需要做什么

观察宝宝有无上述舌系带过短的表现。

什么情况需要带宝宝就医

当家长发现宝宝舌系带短，或有上述舌系带过短的表现，就应及时带宝宝就医。

医生会做什么检查

仔细检查宝宝的舌头及舌系带情况即可诊断，一般不需要做其他检查。

医生如何治疗

目前对舌系带过短主要是手术治疗，但对何时进行治疗还存在争议。有的医生建议等等看，因为舌系带过短有自我矫正的可能；有的医生则建议发现舌系带过短就立即手术，原因是宝宝刚出生的1个月内，舌系带就是一层很薄的肉膜，没有太多血管，所以很容易剪开，也不容易出血，并且小的宝宝也很容易配合剪开。如果等待时间过长，舌系带会逐渐增厚，上面的血管也增多，手术起来比较麻烦。

如何预防舌系带过短

很难预防舌系带过短。

舌系带过短的并发症有哪些

小的宝宝出现吃母乳困难，大的宝宝说话时吐字不清。

第一篇 当您的宝宝生病时

第二篇 宝宝常见疾病

第三篇 疫苗接种

第四篇 宝宝常做的检查解读

第五篇 微量元素和钙

第六篇 那些疾病之外的问题

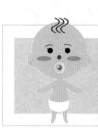

出牙问题

宝宝一般在6~10个月大时开始出牙。在乳牙从牙龈萌出的过程中，许多宝宝会出现不适，如烦躁、睡眠不安、口水增多、喜欢咬东西，这些不适有时会令家长紧张，担心宝宝是否生病了。其实如果宝宝只是因为出牙而感到不适，就不必担心。

出牙问题的病因是什么

在乳牙从牙龈萌出的过程中，会引起宝宝不适或疼痛。

出牙问题的症状有哪些

◇口水增多，有时宝宝来不及吞咽，口水会积聚在喉咙里引起咳嗽。

◇喜欢咀嚼、啃咬东西，宝宝会把一切能拿到的东西放到嘴里啃咬。

◇能看到宝宝牙龈肿胀，有时宝宝会揪耳朵来缓解不适或疼痛，这是由出牙疼痛造成的耳朵不适引起的。

◇发热，但一般不会超过38℃，超过38℃的发热要考虑其他原因，如感染。

◇宝宝莫名烦躁、哭闹、黏人，晚上睡眠不安、易醒。

◇胃口差，有的宝宝大便会变稀。

家长需要做什么

家长可以洗净双手，用手指帮宝宝按摩牙龈。给宝宝用些冰的东西或食物，如把宝宝用的牙胶、黄瓜、苹果、香蕉或其他食物放入冰箱的冷藏室

（注意不是冷冻室，以免物品或食物太冷冻伤宝宝）冻一会儿，然后拿出让宝宝啃咬或咀嚼，可以帮助缓解牙龈不适或疼痛。家长还要及时帮宝宝清理口水，以免过度刺激宝宝口唇周围的皮肤。

什么情况需要带宝宝就医

一般由出牙引起的不适家长在家处理后就会缓解，但如果宝宝发热超过38℃、精神不好，或家长判断不了宝宝不适是否与出牙有关时，就需要带宝宝就医。

医生会做什么检查

医生会仔细检查宝宝的出牙情况，如果认为是由出牙引起的不适，一般不需要做其他检查。

医生如何治疗

如果考虑是由出牙引起的不适或疼痛，一般不需要特别治疗。有时医生也会开一些退热药，如对乙酰氨基酚或布洛芬，用于缓解由出牙引起的不适或疼痛。

如何预防出牙问题

出牙问题是宝宝牙齿萌出过程中的正常现象，不需要特别预防，也无法预防。

出牙问题的并发症有哪些

一般不会出现并发症。

第一篇 当您的宝宝生病时

第二篇 宝宝常见疾病

第三篇 疫苗接种

第四篇 宝宝常做的检查解读

第五篇 微量元素和钙

第六篇 那些疾病之外的问题

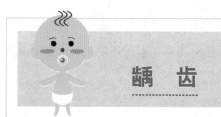

龋 齿

龋齿，即蛀牙，是宝宝最常见的牙齿问题。如果不及时处理，龋齿会引起疼痛，也会影响宝宝的咀嚼，甚至会影响恒牙的萌出。我国宝宝龋齿更为常见，原因可能与家长不注意宝宝的牙齿卫生以及宝宝的不良饮食习惯有关。

龋齿的病因是什么

口腔中的食物被细菌分解所产生的酸性物质和食物、细菌混在一起形成牙垢，附在牙齿上破坏牙齿。最初是牙釉质上有无光泽的白点，然后逐渐脱矿物质，最后出现空洞，形成龋齿（蛀牙）。

龋齿的症状有哪些

宝宝龋齿的初始症状很难发现。仔细检查宝宝牙齿，会发现上门牙（最容易发生龋齿的牙齿）有白色斑点；发展到后期，在宝宝的牙齿上会有小的洞或坑，并且大的宝宝会说牙齿不舒服或牙疼。

家长需要做什么

注意宝宝的牙齿卫生，并定期带宝宝去儿童牙医处就诊。

什么情况需要带宝宝就医

其实在宝宝出牙后，至少1岁之前，要带宝宝看儿童牙医，以后每隔半年复诊，以便及时发现牙齿问题。当家长发现宝宝有龋齿时，更要及时带宝宝就医。

医生会做什么检查

牙医会仔细检查宝宝的牙齿，有时也会要求做牙齿的X线检查。

医生如何治疗

龋齿越早治疗越好，当龋齿不明显时，是容易治疗的，拖得越久，越不容易治疗，并且费用也会高很多。牙医会用一些合成品来修复牙齿，有时也会用不锈钢牙冠；当龋齿影响到牙齿根部时，医生会为宝宝做根管治疗。

如何预防龋齿

注意口腔卫生、勤刷牙可以帮助预防龋齿

◇定期看牙医：宝宝出牙后，最迟1岁之前，要看下牙医，并定期（最好每半年）复诊，以便发现龋齿后及时治疗。

◇勤刷牙：宝宝出牙后，就要用含氟牙膏帮宝宝刷牙。牙膏的用量一般建议3岁以前米粒大小，3岁以后豌豆大小，并选择适合宝宝用的牙刷。6岁以前的宝宝都不能很好地配合家长把自己的牙齿刷干净，家长要帮助或监督宝宝刷牙；对于大的宝宝，可以鼓励他们自己刷牙，但最好能用一个定时器以保证足够的时间，让宝宝刷牙刷得全面和彻底。刷牙最好早晚各刷1次，一般是在早餐及睡觉前。

第一篇 当您的宝宝生病时

第二篇 宝宝常见疾病

第三篇 疫苗接种

第四篇 宝宝常做的检查解读

第五篇 微量元素和钙

第六篇 那些疾病之外的问题

◇注意吃东西的姿势：尽量不要让宝宝躺在床上喝奶或吃东西，这样不但容易引起龋齿，也容易引起中耳炎，甚至窒息。如果宝宝已经可以用水杯了，就尽量不要再用奶瓶喂养宝宝了。

◇少吃甜食：尽量少给宝宝甜食或饮品，如蛋糕、果汁或碳酸饮料等，特别是在睡觉前。

龋齿的并发症有哪些

很多家长对宝宝龋齿并不在意，这是错误的想法，因龋齿没有及时处理也会引起严重的问题，比如会引起宝宝牙疼，吃东西困难，有时也会引起牙周脓肿，并且影响恒牙的萌出及恒牙萌出的位置偏移。

第一篇
当您的宝宝生病时

第二篇
宝宝常见疾病

第三篇
疫苗接种

第四篇
宝宝常做的检查解读

第五篇
微量元素和钙

第六篇
那些疾病之外的问题

第 **6** 章

呼吸道、胸和肺

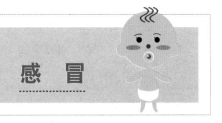

感 冒

感冒是病毒感染宝宝上呼吸道引起的急性、自限性疾病，医学上又称为急性上呼吸道感染，是宝宝最常见的疾病。感冒症状包括不同程度的打喷嚏、流鼻涕、鼻塞、喉咙痛、咳嗽、发热、头痛及乏力。感冒多不严重，并且会自行好转。

感冒的病因是什么

病毒感染是引起感冒的主要原因

感冒是由病毒感染引起的，其中最常见的是鼻病毒。感冒主要通过以下途径传染给宝宝：

◇直接接触：感冒的人身上会携带病毒，如果宝宝接触过感冒的人，当宝宝再摸自己的眼睛、鼻子和嘴时，就会被传染。

◇接触残留在物品表面的病毒：一些病毒能在桌子、门把手、玩具的表面存活一天，宝宝触摸这些物品后，再触摸自己的鼻子或嘴时，就会被传染。

◇吸入病毒：感冒的人咳嗽或打喷嚏，会把病毒通过飞沫形式排到空气中，当宝宝吸入时，就会被传染。

宝宝的呼吸道还在发育过程中，免疫力比较低，对环境及冷空气的适应度也差，再加上宝宝天性爱动，更容易接触到环境中的病毒，所以宝宝会比较容易感冒。

感冒的症状有哪些

◇不同程度的打喷嚏、鼻塞、流鼻涕。

◇咳嗽，可为干咳，或有痰的咳嗽。

◇不同程度的发热。

◇头疼、喉咙疼。

◇没有精神，不愿意吃东西。

◇可能伴随呕吐、腹痛。

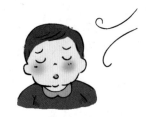

家长需要做什么

感冒症状一般在开始的3~5天比较严重，5天后会逐渐好转，但咳嗽或流鼻涕会持续10天，甚至更久才能完全好转。宝宝感冒是非常常见的，多不严重并且会自行好转，家长不必过分担心，让宝宝多休息即可。以下措施家长可以尝试:

◇多补水: 给宝宝补充充足的水分（温开水、汤、粥、果汁等），不但减少了呼吸道的不适，而且有利于痰液排出。

◇尝试蒸气浴: 在宝宝睡觉的房间放置空气加湿器，最好把加湿器放在离宝宝近一点的地方；如果家中有女士美容用的蒸脸器，也可以给宝宝蒸一下；也可关闭浴室的门窗，打开花洒，使浴室里充满蒸汽，然后和宝宝一起在充满蒸汽的浴室内待5~10分钟。这些蒸气浴的方法可以缓解宝宝喉咙的不适，还可以稀释呼吸道内黏液，使呼吸顺畅，但要注意不能烫伤宝宝。

◇清洗鼻腔: 小的宝宝可以用盐水滴鼻，然后用吸鼻器吸出；大的宝宝可以直接用盐水喷雾剂喷鼻。

家长要注意，千万不要自作主张地给宝宝买感冒药吃，特别是6岁以下的宝宝，因为这些药不但作用有限，还会有不良反应。

什么情况需要带宝宝就医

出现以下情况时，须尽快带宝宝就医：

◇小于3个月的宝宝出现感冒症状（3个月以下的宝宝很少感冒，感冒后症状不典型，并且有可能是因其他严重的病，所以需要及时看医生）。

◇长时间不喝水，或不吃东西。

◇宝宝行为改变，如烦躁、易怒，或反应低下。

◇宝宝呼吸急促，或呼吸困难，看起来呼吸比较费力。

◇感冒3天后仍有发热，体温仍在38.5℃以上。

◇咳嗽、鼻塞、流涕的症状在14天后仍未缓解。

◇眼睛发红及有分泌物。

◇有耳朵感染的症状，如耳朵疼、抓耳朵、耳朵流水等。

医生会做什么检查

医生根据宝宝的症状和检查宝宝后就可以诊断，一般不需要做其他检查，但有时也会要求做血液检查，在极少情况会要求做X线检查。

医生如何治疗

感冒是由病毒感染引起的自限性疾病，本身不需要特别治疗就会好转，主要以对症治疗为主。由于感冒是病毒感染引起的，而抗生素主要针对细菌感染，所以抗生素对感冒是没有帮助的。

如果宝宝有发热，医生会开一些退热药，如对乙酰氨基酚或布洛芬，在宝宝需要退烧时使用。如果宝宝鼻塞、流鼻涕、咳嗽，医生会开一些喷鼻

第一篇 当您的宝宝生病时

第二篇 宝宝常见疾病

第三篇 疫苗接种

第四篇 宝宝常做的检查解读

第五篇 微量元素和钙

第六篇 那些疾病之外的问题

的盐水，以缓解鼻塞和鼻涕的症状。有时医生也会开一些感冒药或镇咳药，但家长要记住，尽量不要给6岁以下，特别是2岁以下的宝宝吃感冒药或止咳药，因为这些药的作用有限，并且还有不良反应。

如何预防感冒

经常洗手是预防感冒最有效的手段

宝宝随时都有可能接触到病毒，所以家长要教会宝宝如何正确洗手；避免带宝宝到人多的地方，如商城、游乐场，特别是冬天感冒高发的季节；家中有人（包括宝宝自己）有感冒打喷嚏或咳嗽时，最好用纸巾或手绢遮住口鼻；如果周围或家中有感冒的人，尽量不要让宝宝接触。

尽管做以上的预防措施，但要完全避免宝宝感冒是比较困难的，因为病毒无处不在。

感冒的并发症有哪些

尽管感冒多不严重，但也会发生并发症，常见的并发症有：

◇中耳炎：高烧不退（超过3天）、耳朵痛、幼儿烦躁、搔抓耳朵。

◇鼻窦炎：流鼻涕超过10天没有改善迹象，且为黄绿色的浓稠鼻涕，伴随咳嗽、严重鼻塞、头痛、发热。

◇哮喘：诱发哮喘或哮喘加重。

◇支气管炎及肺炎：主要表现为高烧不退且咳嗽加剧、呼吸急促、食欲减退，通常是由感冒合并细菌感染引起的。

第一篇
当您的宝宝生病时

第二篇
宝宝常见疾病

第三篇
疫苗接种

第四篇
宝宝常做的检查解读

第五篇
微量元素和钙

第六篇
那些疾病之外的问题

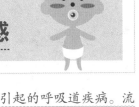

流　感

流感是流行性感冒的简称，是由流感病毒感染引起的呼吸道疾病。流感高发的季节是每年11月份至次年3月份。在中国，特别是北方地区，冬春是流感高发的季节，学龄及学龄前儿童更容易患流感。流感的症状与普通感冒的症状类似，但会更严重一些。

流感的病因是什么

流感是由流感病毒感染引起的呼吸道疾病

当流感病人咳嗽或打喷嚏时，流感病毒通过飞沫弥散在空气中，当宝宝吸入时就被传染上了。流感病毒也可以污染玩具、门把手等物品，当宝宝触摸到这些被污染的物品后，再触摸自己的鼻子或嘴巴，就会被传染上了。

患流感的宝宝在症状出现的前一天到症状出现后的第一周都有传染性。

流感的症状有哪些

流感的症状和感冒类似，有时很难说是感冒还是流感，但一般流感的症状会更严重，如流感高热，头疼、肌肉酸痛、乏力的症状明显，病程也比普通感冒长，患流感的宝宝病情也会比成人更严重。一般流感有以下症状：

◇突然出现高热，或寒战和高热交替出现。

◇感觉不适，极度疲劳，食欲下降。

◇头疼，肌肉、关节疼痛。

◇鼻塞、流鼻涕，咳嗽。

◇有的宝宝会出现恶心、呕吐及腹泻的症状。

家长需要做什么

流感与感冒的家庭治疗类似:

◇让宝宝在家多休息,一方面宝宝生病后需要休息,另一方面可以避免传染给其他宝宝。流感症状一般是前2~5天严重一些,整个病程需要1~2周,家长要知道这个过程。

◇给宝宝补充充足的水分(温开水、汤、粥、果汁等),不但能够减少呼吸道不适,而且有利于痰液排出。

◇尝试蒸气浴。(见感冒章节。)

◇不要自作主张地给宝宝买感冒药吃,特别是6岁以下的宝宝,这些药的作用有限,并且有不良反应。

什么情况需要带宝宝就医

出现以下情况,需要尽快带宝宝就医:

◇发热超过3天。

◇长时间不愿意喝水或吃东西。

◇精神不好,或过度烦躁,频繁呕吐。

◇咳嗽剧烈,出现气促,或呼吸困难。

◇通过家庭治疗后没有好转。

医生会做什么检查

在流感高发的季节,医生根据宝宝的症状及是否接触过流感病人,如家中其他人(父母、祖父母、兄弟姐妹)患流感,或有流感类似症状,就会考虑宝宝患了流感,有时也会要求做鼻咽拭子检测,以确定宝宝是否感染了流感。

第一篇 当您的宝宝生病时

第二篇 宝宝常见疾病

第三篇 疫苗接种

第四篇 宝宝常做的检查解读

第五篇 微量元素和钙

第六篇 那些疾病之外的问题

医生如何治疗

医生会开一些退热药，如布洛芬或对乙酰氨基酚，用于退烧及缓解宝宝疼痛或不适；有时会开一些抗流感病毒药物，如奥司他韦，这些药物不但可以缩短流感的病程，还可以预防并发症。

如何预防流感

接种流感疫苗，保持良好的卫生习惯有助于预防流感

预防流感最直接的途径是接种流感疫苗。流感疫苗可有效减少流感发生的概率，减轻流感的症状，并可防止流感严重并发症，肺炎、心肌炎、脑炎的发生。关于流感疫苗您需要了解：

◇流感病毒的毒性强，宝宝感染后症状比普通感冒严重，也可能会引起严重的并发症，甚至危及宝宝生命。美国疾病控制与预防中心建议6个月以上的宝宝都可以接种流感疫苗。相对成人来讲，宝宝更容易感染流感，症状也比成人严重，所以强烈建议给宝宝接种流感疫苗。

◇每年的流感病毒大多会有一些变异，所以在每年流感高发的季节均需给宝宝接种疫苗。一旦当年已有新的流感疫苗，建议尽快给宝宝接种，这样可以使宝宝尽快产生抗体从而有效保护宝宝的健康。流感高发的季节是每年11月份至次年3月份，在流感流行的高峰前1~2个月接种疫苗，能更有效地发挥保护作用。在中国，特别是北方地区，冬春是流感流行季节，所以进入秋季（10月份左右）就要接种流感疫苗了。

◇接种疫苗大约2周后人体就会产生抗体，当宝宝接触流感病毒后，这些抗体会破坏流感病毒，从而保护宝宝免受流感病毒的侵扰。接种疫苗后，宝宝有50%~80%的概率不会感染流感，而且即使感染了流感，症状也比没有接种过流感疫苗的宝宝轻。

◇许多家长会担心流感疫苗的安全性和不良反应，对宝宝而言，流感疫苗带来的好处远远大于不良反应。常见的不良反应是注射疫苗的局部出现疼痛，有时会出现红肿。其他可能的不良反应是低热、头疼，但这些症状多在1~2天内自行消失。

除接种流感疫苗外，还可以通过良好的卫生习惯阻止流感的传播：

◇经常用肥皂水洗手能够限制流感病毒的传播。如果没有水和肥皂，可以用含酒精的洗手液洗手，已经感染流感或在照顾流感病人时，更要经常洗手。

◇咳嗽或打喷嚏时，最好用纸巾遮住口鼻，然后迅速把纸巾扔掉。

◇教会宝宝尽量避免用手接触眼睛、鼻和嘴，因为流感是通过这些途径传播的。

◇避免让宝宝近距离接触患流感的人。

流感的并发症有哪些

流感最常见的并发症是肺炎、中耳炎，有时也会并发脑炎或急性肌炎。

第一篇 当您的宝宝生病时

第二篇 宝宝常见疾病

第三篇 疫苗接种

第四篇 宝宝常做的检查解读

第五篇 微量元素和钙

第六篇 那些疾病之外的问题

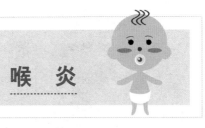

喉 炎

喉炎又称为哮吼综合征，是由病原体感染宝宝喉部引起的，主要表现为犬吠样咳嗽（类似小狗叫），声音嘶哑。喉炎是宝宝常见的一种呼吸道疾病，好发于3个月到5岁之间的宝宝，冬春季节高发。

喉炎的病因是什么

喉炎主要是由病毒感染引起的，其中最常见的是副流感病毒。当宝宝吸入患者咳嗽或打喷嚏产生的飞沫，或宝宝接触了被病毒污染的物品，然后再摸自己的鼻子或嘴巴时，就被感染了。

喉炎的症状有哪些

犬吠样咳嗽及呼吸困难是喉炎的典型表现

喉炎刚开始的症状和普通感冒类似，有鼻塞、轻微咳嗽、发热，1～3天以后，开始出现典型的咳嗽及呼吸困难的表现：

◇犬吠样咳嗽，类似小狗叫的刺耳性咳嗽。

◇声音嘶哑，吸气时有喘鸣声。

◇喉炎症状一般在晚上会加重，紧张、害怕、哭吵或运动后更加明显。

有一些患喉炎的宝宝会发展得比较严重（重症喉炎），甚至出现呼吸困难的表现：

◇肋间隙及胸骨下窝凹陷。

◇鼻翼扇动。

◇口唇、指端发绀。

家长需要做什么

家长应保持镇定，安慰宝宝，并让宝宝充分休息；平时陪宝宝玩或给宝宝念书，让宝宝放松，紧张、哭吵只会加重喉炎的症状；晚上睡觉时应打开窗户，让宝宝呼吸清凉的空气；也可以给宝宝尝试一下蒸汽浴（见感冒的章节）；给宝宝补充足够的液体，如母乳、配方奶、温开水、汤、粥等。

宝宝白天的症状会减轻，到晚上会加重，所以家长晚上要待在宝宝身边，以便及时发现病情的变化；可以竖着抱宝宝，宝宝躺在床上时，可以把头抬高一些，这样有利于宝宝的呼吸；当宝宝发热时，可合理应用退热药。

什么情况需要带宝宝就医

◇呼吸困难、费力，安静时也能听到喘鸣，面色或口唇发绀。

◇哭不出声，不能说话。

◇非常烦躁，或有些嗜睡，对家长的呼叫没有太多反应。

◇流口水多及吞咽困难。

出现以上情况，应尽快带宝宝就医。如果家长判断不了，建议宝宝出现典型的犬吠样咳嗽或声音嘶哑时，就要及时就医。

医生会做什么检查

医生通过观察宝宝的呼吸情况，用听诊器听诊及与家长沟通宝宝的情况就可以确诊，一般不需要做其他检查。有时医生也会要求做X线检查，以排除其他疾病（如怀疑异物吸入）。

医生如何治疗

治疗的关键是缓解宝宝咽喉部水肿，让气道通畅，可能会采取以下措施：

◇给宝宝吸氧。

◇用肾上腺素雾化，快速缓解咽喉水肿造成的气道阻塞症状。

◇雾化激素（如布地奈德），口服或注射激素（如地塞米松），激素可以缓解喉咙水肿并减轻气道的炎症。

◇严重时需要住院治疗。

如何预防喉炎

与预防感冒或流感的方法类似：

◇经常给宝宝洗手，最好用肥皂或含酒精的洗手液。

◇当家长和宝宝咳嗽或打喷嚏时，最好用纸巾遮住口鼻，然后迅速把纸巾扔掉。

◇教会宝宝尽量避免用手接触眼睛、鼻和嘴，因为病毒是通过这些途径传播的。

喉炎的并发症有哪些

通过合理的治疗，大多数患喉炎的宝宝数天就会痊愈，一般很少出现并发症，但有时严重喉炎也会导致生命危险。

第一篇
当您的宝宝生病时

第二篇
宝宝常见疾病

第三篇
疫苗接种

第四篇
宝宝常做的检查解读

第五篇
微量元素和钙

第六篇
那些疾病之外的问题

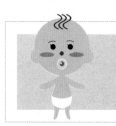

支气管炎

气管以下的主要气道是支气管，当病毒或细菌感染支气管时，就会引起支气管炎。支气管炎会造成宝宝呼吸道黏膜分泌物增多而咳嗽、咳痰，是宝宝常见的呼吸道疾病之一。

支气管炎的病因是什么

支气管炎是由病毒或/和细菌感染引起的支气管发炎，其中以病毒感染最为常见。

支气管炎的症状有哪些

鼻塞、流鼻涕、咳嗽（初起为干咳，之后有痰，痰通常为白色或黄绿色），常有不同程度的发热，严重的还会呼吸急促、喘息，甚至呼吸困难。

家长需要做什么

家长可以尝试以下方法，在家护理宝宝：

◇尝试一下蒸汽浴。（具体请参照感冒的章节。）

◇帮宝宝清洗鼻子：小的宝宝可以用盐水滴鼻，然后用吸鼻器吸出；大的宝宝可以直接用盐水喷雾剂喷鼻。

◇慎用药物：不要自作主张地给宝宝吃镇咳药，因为咳嗽可以帮助宝宝把气道的分泌物清理出来；如果吃了镇咳药，宝宝有痰就更不容易咳出来。可以给宝宝吃些化痰药，如沐舒坦，有助稀释黏液，使痰液容易咳出来。

◇给宝宝补充足够多的水分，除可以预防脱水外，也可以稀释痰液，使痰更容易咳出。

◇可以给1岁以上的宝宝喝些蜂蜜，缓解由炎症引起的咳嗽。

什么情况需要带宝宝就医

咳嗽时伴有喘息，或出现气促、呼吸困难、口唇发绀，或咳嗽持续7~10天没有好转，就应及时带宝宝就医。

医生会做什么检查

医生详细检查宝宝，一般在用听诊器听诊宝宝肺部情况后就可以确诊，有时医生也会建议宝宝做胸部X线检查，或抽血检查。

医生如何治疗

如果考虑是由细菌感染引起的支气管炎，医生会开一些抗生素；有时医生也会开一些化痰药，或开一些支气管扩张剂进行雾化治疗，使宝宝呼吸顺畅。

如何预防支气管炎

同预防其他呼吸道疾病的方法类似：

◇经常给宝宝洗手，最好用肥皂或含酒精的洗手液。

◇当家长和宝宝咳嗽或打喷嚏时，最好用纸巾遮住口鼻，然后迅速把纸巾扔掉。

◇教会宝宝尽量避免用手接触眼睛、鼻和嘴，因为病毒是通过这些途径传播的。

◇不要在宝宝周围抽烟。

第一篇 当您的宝宝生病时

第二篇 宝宝常见疾病

第三篇 疫苗接种

第四篇 宝宝常做的检查解读

第五篇 微量元素和钙

第六篇 那些疾病之外的问题

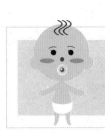

喘息性支气管炎

喘息性支气管炎是肺部小的呼吸道（细支气管）的感染，所以又称毛细支气管炎。当细支气管感染时，细支气管肿胀并充满黏液，从而造成宝宝喘息，甚至呼吸困难。喘息性支气管炎通常发生在2岁以下，尤其是1岁以下的宝宝，在冬季更容易发生。喘息性支气管炎多不严重，但有时也会引起宝宝出现呼吸困难而需要住院治疗。

喘息性支气管炎的病因是什么

喘息性支气管炎是由病毒感染引起的

引起喘息性支气管炎的病毒包括呼吸道合胞病毒（RSV）、流感病毒、副流感病毒，以及腺病毒，其中最常见的是呼吸道合胞病毒。大的宝宝感染呼吸道合胞病毒后，可能只会出现感冒的症状，但2岁以下的宝宝感染后，可能会引起喘息性支气管炎，造成细支气管发炎和肿胀，从而引起呼吸道阻塞，出现喘息及呼吸困难。

喘息性支气管炎的病毒感染途径与其他呼吸感染类似，主要通过飞沫或接触传播。当患者咳嗽或打喷嚏时会产生飞沫，刚好被宝宝吸入，或这些病毒残留在物品（如玩具）的表面，宝宝接触后再触摸自己的嘴巴或鼻子，就会被感染。

喘息性支气管炎的症状有哪些

患有喘息性支气管炎的宝宝可听到喘息声

喘息性支气管炎刚开始的症状与感冒类似，通常为鼻塞、流鼻涕、咳嗽、轻度发热。随着喘息性支气管炎的发展，1~2天后，宝宝会出现下述症状：

◇能听到类似高调的笛子或哨音的喘息声。

◇呼吸急促或呼吸困难，宝宝呼吸增快，可看到肚子起伏很快，有的宝宝出现鼻翼扇动（为吸入更多氧气而张大鼻孔），肋骨间隙及颈部出现凹陷，口唇及指端变为紫色，小婴儿甚至会出为现暂时的呼吸停止。

◇因为进食时喘不过气，宝宝不愿意吃东西或喝水，会出现喂养困难。

◇烦躁不安或精神萎靡。

如果宝宝长时间不吃东西或喝水，再加上宝宝咳嗽、喘息时经过呼吸道丢失很多水分，可能出现脱水症状：

◇嘴唇较干，前囟看起来凹陷。

◇哭的时候眼睛没有眼泪，眼窝出现凹陷。

◇小便的量及次数明显减少。

家长需要做什么

家长需要严密看护宝宝，以观察病情是否加重。家长可尝试以下方法护理宝宝：

◇如果空气比较干燥，要在宝宝睡觉的房间放置空气加湿器。

◇给宝宝补充充足的水分，如母乳、配方奶、温开水、果汁、汤等。由于宝宝呼吸困难，喝水或吃东西都会慢一些，家长可以少量多次地喂给宝宝，预防脱水。

◇用盐水滴鼻或喷鼻，帮宝宝缓解鼻塞及流鼻涕的症状。

第一篇 当您的宝宝生病时

第二篇 宝宝常见疾病

第三篇 疫苗接种

第四篇 宝宝常做的检查解读

第五篇 微量元素和钙

第六篇 那些疾病之外的问题

◇即使宝宝没有发热，也可以给宝宝吃些布洛芬或对乙酰氨基酚，因为这些药可以缓解宝宝咽喉疼痛及不适，可以让宝宝愿意尝试喝水。

◇可以让宝宝头处于高位倾斜的躺着。

◇不要在宝宝周围抽烟。

什么情况需要带宝宝就医

当宝宝出现上述喘息支气管炎发展期表现，如明显的喘息、呼吸困难、喂养困难时，或当宝宝出现上述的脱水症状，如精神不好、哭的时候眼睛没有眼泪、尿量比较少时，就要尽快带宝宝就医。

医生会做什么检查

根据宝宝的症状及用听诊器听诊宝宝的肺部就可以确诊，但有时医生也会要求做抽血检查，查下血常规及血气分析，看下宝宝的血氧水平；有时会检查下是否是呼吸道合胞病毒感染；有时也会要求做胸部X线检查。

医生如何治疗

很多喘息性支气管炎通过家庭治疗就可以缓解，但如果宝宝出现上述气促或呼吸困难的表现，就需要由医生治疗。最关键的治疗是保证宝宝能够吸入足够的氧气，医生会给宝宝吸氧气，有时需要静脉输液治疗，以纠正脱水；还会用一些药物扩张宝宝的气道，通常是采用雾化治疗（雾化治疗对有的宝宝是没有效果的，但医生一般还是会尝试一下）；在极少见的情况下，宝宝可能需要气管插管，并用呼吸设备（呼吸机）治疗才能获得足够的氧气。因为喘息性支气管炎是由病毒感染引起的，所以一般不需要用抗生素治疗。

如何预防喘息性支气管炎

预防喘息性支气管炎最好的办法是远离引起疾病的病毒：

◇任何人接触宝宝之前均要洗手，宝宝也要经常洗手。

◇如果家中成人或大的宝宝生病，就尽量不要再接触小的宝宝。

◇宝宝咳嗽、打喷嚏时，最好用纸巾遮住口鼻，然后尽快把纸巾丢到垃圾桶，再洗手。

喘息性支气管炎的并发症有哪些

喘息性支气管炎一般不严重，多不会有并发症，但有时会并发呼吸困难、呼吸衰竭、脱水。

第一篇
当您的宝宝生病时

第二篇
宝宝常见疾病

第三篇
疫苗接种

第四篇
宝宝常做的检查解读

第五篇
微量元素和钙

第六篇
那些疾病之外的问题

肺 炎

肺炎是病毒或/和细菌引起的肺部感染。肺内的气囊（肺泡）被感染后，炎症引起渗出，使肺泡内充满渗出液，从而出现咳嗽、发热、气促及呼吸困难。过去肺炎是非常危险的，甚至会危及宝宝生命，但随着肺炎疫苗的应用，肺炎发生的机会在减少，并且通过积极合理的治疗，大多数肺炎是可以康复的。

肺炎的病因是什么

肺炎可由多种病原微生物感染引起，包括病毒、细菌及真菌，其中以病毒或细菌感染最常见；有时会是双重感染，即在病毒感染的基础上合并细菌感染；比较少见的情况是由于异物吸入引起的肺炎。

肺炎的症状有哪些

家长应留心观察，宝宝肺炎的症状可能不典型

◇咳嗽，可伴有咳痰。

◇发热、出汗、打寒战。

◇呼吸急促。宝宝在发热期间，呼吸会增快，肺炎时就算烧退后呼吸仍然急促（每分钟超过40次）。

◇呼吸困难、费力，鼻翼扇动，肋间、胸骨下和锁骨上出现凹陷，呼吸时胸部疼痛，特别是咳嗽的时候。

◇嘴唇和指端出现青紫（即发绀，由血液中的氧含量降低引起）。

◇小的宝宝出现喂养困难，或烦躁不安。

宝宝患肺炎时并不是上述症状都会出现，如果宝宝高热不退、精神不好，或出现上述气促或呼吸困难的表现时，可能已经是肺炎了。注意，新生的宝宝及太小的婴儿肺炎表现不是很典型，宝宝可能仅表现为进食困难、频繁哭闹及面色苍白，当小的宝宝出现上述症状时，要及时就医。

家长需要做什么

与支气管炎的家庭治疗类似：

◇尝试一下蒸汽浴。（具体请参照感冒章节。）

◇不要自作主张地给宝宝吃镇咳药（通常含有可待因或右美沙芬），因为咳嗽可以帮助宝宝把气道中的分泌物清理出来。如果吃了镇咳药，痰就更不容易咳出来，而且这些药都有不良反应。可以给宝宝吃些化痰药，如沐舒坦，以便稀释痰液，使痰容易咳出来。

◇让宝宝充分休息，补充足够多的水分，除了可预防脱水外，也可以稀释痰液，使痰液更容易咳出。对于小的宝宝，一次不能耐受很多液体，那就尝试少量多次地补充。

◇如果宝宝用药两天后仍没有好转的征象，就要重新就医。

什么情况需要带宝宝就医

如果家长觉得宝宝可能是肺炎，就应及时就医，因为肺炎如果没有及时治疗可能会引起严重的后果。如果宝宝出现呼吸停止，或呼吸困难、面色青紫或苍白，须尽快拨打本地急救电话。

医生会做什么检查

一般根据宝宝的症状及检查宝宝的肺部就可以诊断，有时医生会要求做肺部X线检查，以确定肺部感染的程度，也会要求做痰液检查及抽血检查。

第一篇 当您的宝宝生病时

第二篇 宝宝常见疾病

第三篇 疫苗接种

第四篇 宝宝常做的检查解读

第五篇 微量元素和钙

第六篇 那些疾病之外的问题

医生如何治疗

肺炎的治疗要根据宝宝的年龄、肺炎的严重程度而定，如果肺炎很严重或宝宝很小，可能需要住院治疗。如果宝宝已经出现呼吸困难，可能需要吸氧，极少的情况下需要用呼吸设备辅助宝宝呼吸。

如果肺炎是由病毒感染引起的，就没必要应用抗生素，但如果肺炎是由细菌感染引起的，就需要应用抗生素。事实上，有时很难判断究竟是病毒还是细菌感染，医生会凭经验应用抗生素。抗生素可以口服或静脉注射。如果医生给宝宝开了抗生素，就一定要用足疗程，千万不要以为宝宝症状好转就自行停药，因为细菌可能还残留在宝宝体内，如果疗程不够，很有可能卷土重来。

如何预防肺炎

接种肺炎疫苗和注意个人卫生可以预防肺炎

在预防接种或儿童保健的过程中，医生会建议宝宝接种肺炎疫苗，具体何时接种请听从医生的安排。（详细请参考疫苗接种相关章节。）

经常洗手是预防肺炎最有效的途径。病毒和细菌无处不在，而宝宝随时都有可能接触到病原体，所以家长要教会宝宝如何正确洗手。宝宝生活的环境要通风、保持干净，经常开窗通气。避免让宝宝接触病人，如果家中有人感冒或患肺炎，尽量不要接触宝宝；如果必须接触，最好能带口罩，接触宝宝之前一定要洗手。家中有人咳嗽、打喷嚏时，最好用纸巾遮住口鼻，然后迅速把纸巾丢到垃圾桶，再洗手。

肺炎的并发症有哪些

通过及时、合理的治疗，大多数患肺炎的宝宝都会康复，很少出现并发症，极少的宝宝会合并肺脓肿或败血症。

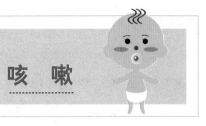

咳　嗽

当宝宝的呼吸道（包括喉咙、气管和肺）受到刺激物的刺激后，会传递信号给大脑，大脑再命令胸部和腹部的肌肉运动，迫使肺内的气体通过气道咳出以排出刺激物，所以咳嗽是宝宝很重要的保护性反射，可以帮助清除气道内的分泌物或异物。咳嗽是宝宝最常见的症状，多由呼吸道疾病引起，也是家长带宝宝看门诊常见的原因之一。尽管咳嗽有时会困扰宝宝和家长，但通常情况下是不严重的。

咳嗽的病因是什么

引起咳嗽的常见原因包括：

◇由病毒或/和细菌引起的呼吸道感染，如感冒、急性喉炎、支气管炎、喘息性支气管炎、肺炎。

◇过敏和哮喘，气道过敏会引起宝宝咳嗽，哮喘的宝宝一般会同时出现咳嗽和喘息。

◇外界刺激，如冷空气、二手烟、雾霾、异物吸入，异物吸入通常发生在宝宝吃东西的时候，食物可能会误入气管并进入肺部，这时咳嗽有利于排出气道内异物。

◇心理因素，如习惯性咳嗽，这种咳嗽通常在宝宝睡觉时消失。

其中引起宝宝咳嗽最常见的原因就是由呼吸道感染引起的咳嗽，其次是过敏和哮喘，由其他原因引起的咳嗽比较少见。

第一篇
当您的宝宝生病时

第二篇
宝宝常见疾病

第三篇
疫苗接种

第四篇
宝宝常做的检查解读

第五篇
微量元素和钙

第六篇
那些疾病之外的问题

咳嗽的症状有哪些

咳嗽是宝宝的常见症状，有的宝宝会干咳，有的宝宝会伴随咳痰。引起咳嗽的疾病不同，症状也不同。

◇感冒是引起咳嗽最常见的原因，一般前5天咳嗽严重一些，5天后会好转一些，完全好需要2周左右。

◇由急性喉炎引起的咳嗽是比较典型的犬吠样咳嗽，声音嘶哑，有时会有呼吸困难。

◇由哮喘引起的咳嗽除咳喘症状外，多伴随喘息，一般运动后或晚上睡觉时明显，有时会有呼吸困难。

◇由异物吸入引起的咳嗽为呛咳，会听到喘鸣音。

家长需要做什么

家长不要在咳嗽的宝宝周围抽烟，并要给宝宝补充足够多的水分，如母乳、牛奶、温开水、果汁、汤、粥等。如果宝宝已经过了1岁，可以给宝宝喝些蜂蜜，每次2~10毫升，可以稀释痰液并缓解咳嗽症状，尤其是夜间咳嗽。

家长可以尝试给宝宝做蒸汽浴（见感冒相关章节），如果空气干燥，请在宝宝睡觉的房间放置加湿器。

尽量不要自作主张地买感冒药或镇咳药给宝宝吃，尤其是6岁以下的宝宝，因为这些药物作用有限，又会引起不良反应。咳嗽是宝宝的防御性反射，使痰容易咳出，镇咳药抑制了咳嗽，痰就更不容易咳出来。

什么情况需要带宝宝就医

有以下情况发生时，须尽快带宝宝就医：

◇连续咳嗽超过2周。

◇咳嗽已经影响宝宝进食和睡眠。

◇有喘息，呼吸困难。

第一篇 当您的宝宝生病时

第二篇 宝宝常见疾病

第三篇 疫苗接种

第四篇 宝宝常做的检查解读

第五篇 微量元素和钙

第六篇 那些疾病之外的问题

◇当宝宝被食物或其他物体呛咳后引起咳嗽。

◇发热，宝宝与平时表现明显不同，过度烦躁或精神不好。

医生会做什么检查

医生一般会与家长沟通宝宝咳嗽的病史及伴随症状，详细检查后大多可以确定原因。有时医生会让宝宝做胸部X线检查，以明确肺部感染情况，或排除异物吸入；有时医生会要求做抽血检查，确定感染的原因；有时医生也会取些痰液做检查。

医生如何治疗

如果是由病毒感染引起的感冒，通常不需要特别治疗，咳嗽多会自行好转；如果是由其他呼吸道疾病，如支气管炎、肺炎等引起的咳嗽，请参照相关章节的治疗；如果是由哮喘引起的咳嗽，医生会按哮喘来治疗（见哮喘相关章节）。

如何预防咳嗽

咳嗽很难预防。引起咳嗽最常见的原因是呼吸道感染，因此预防呼吸道感染的方法也是预防咳嗽的方法。如果是由过敏或哮喘引起的咳嗽，需要避免过敏物质及诱发哮喘的因素。注意，不要让小的宝宝吃坚果等小的食物，以及玩太小的玩具，以避免异物吸入。

咳嗽的并发症有哪些

对症治疗后，一般咳嗽的宝宝都可以康复，很少发生并发症。极少的情况下，也会引起一些并发症（如有痰、咯血、胸痛、呼吸困难等）。

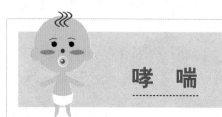

哮 喘

哮喘是宝宝最常见的慢性疾病之一。哮喘的宝宝经常出现反复的气短或/和喘息。喘息是哮喘的标志性症状，是由于肺内的小气道（细支气管）出现狭窄，空气通过肺部变窄的气道而发出的声音。由于空气进出狭窄的气道困难，会导致咳嗽、气短、呼吸困难。哮喘多不严重，但有些严重的哮喘不及时治疗也可能危及生命。

哮喘的病因是什么

目前哮喘的发病率仍在不断增加，尤其是生活在大城市的宝宝，但哮喘的确切原因尚不清楚，可能是遗传（基因）和环境共同作用的结果。哮喘可能与遗传因素有关，如果宝宝的父母或兄弟姐妹有过哮喘、过敏性鼻炎、湿疹、荨麻疹，或宝宝自己起过湿疹、有过敏性鼻炎，则宝宝患哮喘的概率就大很多。

此外，很多因素都会诱发哮喘：

◇病毒引起呼吸道感染，如感冒，是最常见的诱发因素。

◇动物皮屑、灰尘、真菌、尘螨、花粉、二手烟，以及冷空气等。

◇有的宝宝只有运动时出现症状，称为运动诱发的哮喘。

◇过度的情绪变化，或精神压力大。

◇一些药物会诱发哮喘，如阿司匹林、布洛芬。

◇一些食物会诱发哮喘，如牛奶、鸡蛋、小麦、海鲜、坚果等。

◇胃食管反流。

◇宝宝的呼吸道慢性炎症导致气道水肿和黏液分泌增加，会导致气道狭窄，气道平滑肌的收缩（也称支气管痉挛）又挤压气道，加重了气道的狭窄。

哮喘的症状有哪些

阵发性咳嗽或/和喘息是哮喘的标志性症状

只出现过一两次喘息的宝宝不一定就是哮喘。哮喘是一种慢性疾病，宝宝出现反复的喘息发作才可以诊断为哮喘。哮喘常有以下症状：

◇阵发性咳嗽或/和喘息在夜间及早晨较为严重，通常是与上述的一些诱发因素有关，如感冒、冷空气、运动后，并且咳嗽或/和喘息反复发作。

◇气促，说话困难，觉得胸口发紧。

◇因咳嗽或/和喘息影响宝宝的饮食和睡眠。

◇呼吸困难，肋间隙内陷和鼻翼扇动，口唇及指端发绀。

◇精神过度烦躁，或倦怠及嗜睡。

每个宝宝哮喘的症状是不同的，有的宝宝只是轻度地咳嗽或/和喘息，而有的宝宝却会出现呼吸困难。

家长需要做什么

照顾有哮喘的宝宝，家长可以采取以下措施：

◇如果发现宝宝哮喘的发生与某种诱发因素有关，那就尽量避免，比如发现与动物的皮屑有关，就不要再养宠物。

◇如果空气干燥，就在宝宝睡觉的房间放置空气加湿器，也可在房间放置空气净化器，保持房间空气清新。

◇不要在宝宝周围抽烟，如果可以，尽量不要抽烟。

◇记录宝宝的哮喘日记，如哮喘一般什么情况下发生，是否新养了宠物，多久发生一次哮喘，一般用什么药可以缓解，以便就医时详细和医生沟通。

◇学会各种类型吸入器的简单工作原理和使用方法，帮助和监督宝宝正确应用吸入器（要知道在什么情况下需要给宝宝应用）。

第一篇 当您的宝宝生病时

第二篇 宝宝常见疾病

第三篇 疫苗接种

第四篇 宝宝常做的检查解读

第五篇 微量元素和钙

第六篇 那些疾病之外的问题

◇如果医生开了药物给宝宝应用，一定要按医嘱执行用药，不能擅自减量或停药。

◇如果医生开了雾化用的激素，在每次吸入糖皮质激素后，记得让宝宝漱口或刷牙，以避免鹅口疮的发生。

什么情况需要带宝宝就医

出现以下情况时，需要尽快带宝宝就医：

◇宝宝喘息明显、呼吸困难，并且看起来症状不断加重，特别是呼吸非常急促，出现鼻翼扇动及看到胸壁内凹，或呼吸时有严重的咕噜声。

◇咳嗽或/和喘息已经导致宝宝不能说话，不愿意吃东西，不能睡觉。

◇口唇及指端出现青紫。

◇精神过度烦躁，或倦怠、嗜睡，甚至神志不清。

◇已经在家治疗后没有好转。

医生会做什么检查

很多原因都会引起喘息，有时诊断宝宝哮喘会比较困难，但一般医生会根据宝宝的喘息发生情况（哮喘日记很重要，可以拿给医生看），以及检查宝宝的肺部情况帮助确诊。有时医生会要求做肺功能检测，极少的情况下，会要求做肺部X线检查。

医生如何治疗

哮喘治疗的基本原则是减少哮喘发生的频率和严重程度，保证宝宝能够正常活动或上学。哮喘通常需要吸入药物治疗，医生会根据宝宝哮喘发作的情况开药。治疗哮喘常用的药物有两大类：一类是支气管扩张剂，用于扩张阻塞或痉挛的气道，这类药物可以快速缓解哮喘症状；另一类是吸入用的糖皮质激素，用于预防和减轻气道炎症，这类药物可以预防哮喘的发作。

◇支气管扩张剂：这类药物通过舒张气道的平滑肌而开放气道，能够快速缓解症状，可以改善气道阻塞，缓解喘息和呼吸紧迫感。这些药物一般是短期内应用，充当急救药，用于直接缓解哮喘症状，比较常用的药物是沙丁胺醇。

◇吸入性糖皮质激素：这类药物可以减轻和预防气道炎症，是从根本上缓解气道炎症，一般需要长期应用，用于控制宝宝哮喘的病情，并降低哮喘的发生频率，比较常用的药物是布地奈德、丙酸氟替卡松等。

◇其他用药：如果以上两类药物不能控制病情，医生有时会开一类叫"白三烯受体拮抗剂"的药物，常用的药物是顺尔宁（孟鲁司特钠），可以抑制白三烯的活性而减轻气道炎症。医生有时也会开些口服或静脉用的糖皮质激素，用于控制严重哮喘的发作。

宝宝的年龄不同，吸入药物的方式也不同：

◇婴儿：医生会用雾化机给宝宝雾化。雾化机使雾化药物变成雾状，宝宝需要戴一个面罩，通过一个管道连接雾化机和面罩，随着宝宝的呼吸，雾化药进入宝宝的肺部。

◇幼儿：医生会开带有储物罐的雾化器，然后把药物喷入储物罐中，宝宝再从储物罐里吸入药物。

◇大的宝宝：医生会直接开普通的吸入器，里面有配好的药物，可以直接吸入。

如何预防哮喘

尽量让宝宝避免接触过敏因素有助于预防哮喘

由于很多过敏因素都会诱发哮喘，家长可以尽量让宝宝避免接触过敏因素，特别是考虑与哮喘发生有关时。预防哮喘与预防过敏性鼻炎的方法类似：

第一篇 当您的宝宝生病时

第二篇 宝宝常见疾病

第三篇 疫苗接种

第四篇 宝宝常做的检查解读

第五篇 微量元素和钙

第六篇 那些疾病之外的问题

◇植物花粉：春暖花开的季节关上门窗；当宝宝出现症状时，让宝宝待在家里避免接触花粉；宝宝睡前洗澡，以冲掉身上及头发上的花粉。

◇宠物皮屑：家里尽量不要养猫、狗，如果一定要养，尽量不要让宠物进入屋内，并要经常给宠物洗澡。

◇尘螨：尘螨一般容易出现在卧室，床上用品（枕头、毛毯、床单、被罩、床垫）、家具、地毯上都会有尘螨。这些螨虫很小，肉眼是看不到的，所以不要在卧室铺地毯。每1~2周用热水清洗床上用品可以杀灭尘螨。

◇尽量不要在宝宝睡觉的房间放置毛绒玩具。

◇有条件的话，买一个空气净化器，以净化房间里的空气。

◇按时给宝宝接种流感及肺炎疫苗。

哮喘的并发症有哪些

通过合理的治疗和预防，哮喘很少发生并发症，并且很多宝宝随着年龄的增长将不再出现哮喘症状。哮喘持续发作时，会影响宝宝的睡眠、活动及上学。

第一篇 当您的宝宝生病时

第二篇 宝宝常见疾病

第三篇 疫苗接种

第四篇 宝宝常做的检查解读

第五篇 微量元素和钙

第六篇 那些疾病之外的问题

第 **7** 章

胃肠道、腹部

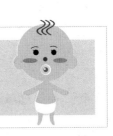

腹 泻

　　腹泻是家长带宝宝就医的重要原因之一，在成长的过程中，几乎每个宝宝都有过腹泻的经历。幸运的是大多数宝宝腹泻多不严重，经过合理的治疗和护理后就会好转。

正常大便与腹泻的区别

　　在了解腹泻之前，先了解一下宝宝正常的大便情况，宝宝的年龄不同，排大便的情况也有所不同。

　　◇出生后的第1周，一般1天排大便4次以上，主要是软便或液体较多的便，一些母乳喂养的宝宝1天甚至可以排10次大便；大便可以是黄色、棕色或绿色，大便中可以含颗粒或奶瓣。

　　◇3个月大时，一般1天排2次或2次以上大便。

　　◇2岁或以上时，大多数宝宝1天排1次大便，大便通常为成形的软便。

　　腹泻是指大便次数增多或/及大便性状的改变，具体要参考宝宝平时的排便情况：

　　◇小的宝宝，大便次数是平时的2倍。

191

◇大的宝宝1天出现3次以上的稀便。

其中大便性状的改变比次数增加更为重要，如有的宝宝大便次数有少许增多（每天1次变成每天2次），但大便的性状是类似的，那可能也不是腹泻；而有的宝宝虽然大便次数没有增多，但性状却比平时稀很多，那可能就是腹泻。

腹泻的常见原因是什么

感染、食物过敏和应用抗生素是导致腹泻的常见原因

◇感染性腹泻：胃肠道内与胃肠道外的感染都会导致腹泻。病毒、细菌、寄生虫感染胃肠道内都可能引发腹泻，其中以病毒感染最常见，如轮状病毒、诺如病毒，寒冷季节的婴幼儿腹泻80%以上是由病毒感染引起的。胃肠道外感染，如感冒、中耳炎、肺炎、泌尿道感染或其他感染性疾病，也时常有腹泻症状，原因可能与发热、感染原释放的毒素及直肠受到刺激（如泌尿道的感染）有关。如果给这些宝宝服用抗生素治疗，腹泻可能会更加严重。

◇食物和乳蛋白过敏：这是婴幼儿非感染性腹泻最常见的原因。母乳喂养的宝宝可能会受到母亲饮食的影响，如母亲喝鲜牛奶或吃鸡蛋；配方奶喂养的宝宝可能对以牛奶为基础的配方奶过敏。

◇抗生素相关性腹泻：许多宝宝都有应用抗生素的经历，所以由抗生素引起的腹泻也非常常见，原因可能是由于抗生素降低了糖类的转运和乳糖酶的水平。此外，抗生素在对抗感染的同时，也把肠道内有益的细菌杀死了，会造成宝宝肠道菌群紊乱从而继发腹泻。

腹泻的症状有哪些

宝宝常表现为呕吐、腹泻、腹痛，大便次数比平时多，性状比之前稀，常伴随发热、胃口差、精神差、哭吵。

第一篇 当您的宝宝生病时

第二篇 宝宝常见疾病

第三篇 疫苗接种

第四篇 宝宝常做的检查解读

第五篇 微量元素和钙

第六篇 那些疾病之外的问题

如果宝宝有频繁的呕吐和腹泻，再加上胃口差不愿意吃东西或喝水，就会脱水，脱水的症状包括：

◇口唇干燥，甚至干裂，眼窝凹陷，皮肤弹性差。

◇小的宝宝出现前囟凹陷。

◇尿量和排尿的次数减少（如果是小的宝宝，换尿不湿的次数明显减少），尿的颜色变成暗黄色或黄褐色。

◇哭的时候眼泪少或没有眼泪。

◇过度烦躁或嗜睡。

家长需要做什么

正确补液和科学喂养是照顾腹泻宝宝的关键

为了预防宝宝脱水，家长要给宝宝比平时更多的液体，首选口服补液盐。如果家里没有口服补液盐，可以做米汤、菜汤、鸡汤，在里面放点盐。如果上述这些饮食都没有，也可以给宝宝喝点水、酸奶、新鲜的椰汁、淡茶水、不含糖的新鲜果汁等。

关于补液的量，建议每次宝宝排稀便后都要喂宝宝喝一定量的液体：

◇6个月以下的宝宝，每次喝50毫升。

◇6个月~2岁的宝宝，每次喝100毫升。

◇2~10岁的宝宝，每次喝150毫升。

◇10岁以上能喝多少喝多少，直到腹泻停止。

为了预防营养不良，应继续喂养宝宝。一般而言，适合腹泻宝宝的食物与宝宝平时吃的饮食是一样的：

◇母乳喂养的宝宝可继续按需哺乳，鼓励增加哺乳次数。

◇吃配方奶的宝宝需要至少每3小时喂1次。

◇其他食物，如瘦肉、米饭、馒头、酸奶都可以吃，并且可以给每份食物中加一点植物油（提供能量）。

◇给宝宝多吃一些含钾的食物，如香蕉、新鲜的椰汁。

喂养宝宝大概3~4小时1次，并且少量多次喂养比一次性大量地喂养耐受性更佳。腹泻的孩子不能一次性喂很多，否则容易呕吐。

腹泻期间有一些需要忌口的食物：

◇太肥或者太油的食物，因为这些食物很难消化。

◇运动功能型饮料，因为含糖量比较高，而且电解质不太适合宝宝。

◇外面售卖的果汁、雪碧、可乐，以及平时做的梨汁、西梅汁这些含纤维素比较丰富的食物，因为宝宝喝完之后有可能会加重腹泻。

家长不要自作主张地买止泻药给宝宝吃，虽然这类药物是通过抑制肠动力而减少大便的频率，服用后会减少大便的次数，但同时也会促进病毒和细菌的繁殖及毒素的吸收，有时还会引起肠麻痹。

家长可以用手机拍下宝宝大便的图片，带宝宝就医时拿图片给医生看，医生就更容易判断宝宝大便的具体情况。

什么情况需要带宝宝就医

如果腹泻的宝宝出现以下情况，须尽快带宝宝就医：

◇24~48小时持续发热。

◇12~24小时接连呕吐，呕吐物呈绿色，带血丝或呈咖啡渣状。

◇大便带血。

◇1岁以下的宝宝几小时不喝水或不吃东西。

◇有严重的腹痛。

◇哭吵得厉害或跟平时表现有很大不同。

◇腹部隆起或肿胀。

◇出皮疹或黄疸。

以下脱水症状，如果出现，也须尽快带宝宝就医：

◇口唇干燥甚至干裂，眼窝凹陷，皮肤弹性差。

◇小的宝宝出现前囟凹陷。

◇尿量和排尿的次数减少（如果是小的宝宝，换尿不湿的次数明显减少），尿的颜色变成暗黄色或黄褐色。

◇哭的时候眼泪少或没有眼泪。

◇过度烦躁或嗜睡。

医生会做什么检查

医生根据家长叙述的宝宝腹泻情况就可以确诊，有时医生会要求做大便常规及大便病原学检查通常不需要检查病毒，因为即使确定是由何种病毒引起的，治疗方案也是类似的。如果宝宝发热，大便中有脓血，医生会要求做大便培养，看有无细菌感染。宝宝有脱水症状需要补液治疗时，医生会要求做抽血检查。

医生如何治疗

医生会根据宝宝腹泻的原因及有无脱水情况做出相应的治疗。很多腹泻的宝宝在门诊及经过家庭治疗后就会好转，但少量宝宝有严重的脱水症状，就需要住院治疗。家长要牢记，对腹泻的治疗并不需要治疗腹泻本身，

而是治疗和预防脱水。医生为应对宝宝腹泻会开一些药物，有时也会建议给宝宝用一些特殊的奶粉（如腹泻奶粉①）。

---

①腹泻奶粉俗称"止泻奶粉"，是一种特殊的婴儿配方奶粉，适用于少数因牛奶蛋白或乳糖不耐受而引起腹泻的婴儿。这类奶粉主要是将普通奶粉中的乳糖以麦芽糊精或葡萄糖聚合物取代，且在蛋白质上做了调整。这些奶粉在营养上与其他婴儿奶粉并无差异，是婴儿腹泻期可以放心食用的特殊配方奶粉。有时医生怀疑宝宝是由肠道过敏引起的腹泻，也会要求换成其他特殊的奶粉（水解奶粉）。

第一篇 当您的宝宝生病时

第二篇 宝宝常见疾病

第三篇 疫苗接种

第四篇 宝宝常做的检查解读

第五篇 微量元素和钙

第六篇 那些疾病之外的问题

◇口服补液盐：口服补液盐是配好的电解质水，最利于宝宝肠道吸收和补充能量及电解质，是预防脱水的首选药物。比较常用的是口服补液盐Ⅲ，一包冲250毫升水，兑好后家长可以用勺子、杯子喂给宝宝。小的宝宝有时候用勺子或者杯子不太容易喂，家长可以备一个没有针头的注射器，抽吸一些配好的口服补液盐，然后一点点往宝宝嘴里面打。2岁以下的宝宝大概1～2分钟喂1次，再大点的宝宝可以用杯子给他喝。因为口服补液盐有点味道，有的宝宝刚开始喝可能会呕吐，这时家长不要着急，等5～10分钟后再喂。

关于口服补液盐的用量，最好在宝宝每次排稀便后补充一定量的口服补液盐，直到腹泻停止：6个月以下的宝宝每次喝50毫升，6个月～2岁以下的宝宝每次喝100毫升，2～10岁的宝宝每次喝150毫升，10岁以上的宝宝能喝多少喝多少，直到腹泻停止。

◇益生菌：一些研究认为益生菌可以缩短腹泻的过程，平均可以缩短12～30小时，并且起到预防和治疗腹泻的作用。益生菌是有益的细菌，腹泻时可能消耗了这些有益菌，吃益生菌的目的就是增加肠道内的有益菌，重新建立肠道菌群的平衡。服用益生菌的时候，不能用太烫的水冲调，否则可能把益生菌烫死而起不到应有的作用。如果需要服用抗生素，益生菌不要和抗生素一起服用，两者至少要间隔2小时，因为抗生素会把益生菌杀死使其起不到应有的作用。益生菌一般建议连续服用2周或更久。

◇抗生素：大部分腹泻是由病毒感染引起的，所以一般情况下是不需要应用抗生素的，并且抗生素本身也会造成宝宝腹泻。不合理地应用抗生素会引起一些不良反应，如过敏，或者耐药。当然，如果医生考虑腹泻是由细菌感染引起的，也会应用抗生素。

◇补锌治疗：一些研究认为补锌可以缩短腹泻的病程、减轻病情，还可以预防未来2～3个月腹泻的复发，所以世界卫生组织及一些国家推荐腹泻期间可以补锌治疗，但是有的国家腹泻治疗指南里没有推荐补锌治疗。医生有时会开些补锌的药，一般建议从宝宝腹泻后能吃东西时就给予补锌治疗，连续补10~14天，具体用量是：小于6个月的宝宝每天补充元素锌10毫克，大于等于6个月的宝宝每天补充元素锌20毫克。

◇止泻药：尽管有时医生会开一些止泻药，但应用时还是要慎重。因为有的止泻药是肠黏膜保护剂，能够阻止病原对肠道的攻击，并且吸附病原和毒素；有的止泻药是抗肠道蠕动药，抑制肠动力从而减少大便的频率，虽然服用后会减少宝宝大便的次数，但同时也会促进病毒细菌的繁殖及毒素的吸收，所以一般不建议给宝宝用止泻药。

◇乳糖酶：肠道感染后有时会引起乳糖不耐受，其中以轮状病毒肠炎引起的乳糖不耐受最为常见。轮状病毒不仅破坏肠黏膜，抑制乳糖酶的分泌，还直接作用乳糖酶使其被破坏分解，引起乳糖不耐受，这也是为什么母乳或/和配方奶喂养（因其中含有乳糖，乳糖酶缺乏时不能再耐受乳糖）的宝宝一旦出现腹泻，会迁延不愈的原因。这时需要给宝宝用些乳糖酶，或换用无乳糖的腹泻奶粉，这样腹泻才能慢慢好转。乳糖酶一般建议在喂奶前5~15分钟用温水（30~40℃）冲服，白天每3小时补充1次（不管宝宝是否吃奶），夜间每次喂奶前补充。

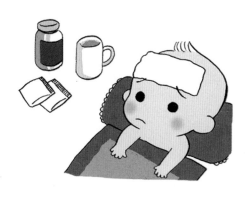

第一篇 当您的宝宝生病时

第二篇 宝宝常见疾病

第三篇 疫苗接种

第四篇 宝宝常做的检查解读

第五篇 微量元素和钙

第六篇 那些疾病之外的问题

如何预防腹泻

注意个人卫生和饮食卫生可以预防腹泻

由感染引起的腹泻多是由于宝宝的手接触感染源后再接触口腔传播的，所以要勤给宝宝洗手，要求宝宝饭前洗手，去厕所前后均要洗手。在腹泻的一周内宝宝尽量不要去上学，以免传染给其他宝宝。

家长不要给宝宝食用过期食品，或疑似被污染的食品；不要太早添加辅食；也尽量不要给宝宝喝太甜的饮料。

用抗生素时一定要慎重，避免抗生素本身引起的腹泻，如果需要应用抗生素，最好同时应用益生菌。家长还可以在医生的建议下给宝宝接种轮状病毒疫苗。

腹泻的并发症有哪些

尽管腹泻非常常见，但多不严重，也很少发生并发症，但有一些严重的腹泻也会引起脱水，甚至危及宝宝生命。

第一篇 当您的宝宝生病时

第二篇 宝宝常见疾病

第三篇 疫苗接种

第四篇 宝宝常做的检查解读

第五篇 微量元素和钙

第六篇 那些疾病之外的问题

秋季腹泻

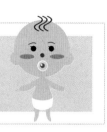

秋季腹泻是由轮状病毒感染引起的宝宝腹泻，也称为轮状病毒肠炎。轮状病毒是造成宝宝腹泻最常见的病毒，感染后主要表现为发热、呕吐、腹泻（通常为黄色水样便，或蛋花样大便）。秋季腹泻多不严重，是自限性疾病，多在3～8天内好转，但严重时也会引起脱水。

秋季腹泻的病因是什么

秋季腹泻是由轮状病毒感染引起的

宝宝可能通过以下途径感染轮状病毒：

◇接触了感染轮状病毒的宝宝，没有及时洗手。

◇吃了被轮状病毒污染的食物，或饮用了被轮状病毒污染的饮料。如果感染了轮状病毒的宝宝不经常洗手，当他们接触食物或饮料时，会传播这种病毒。

秋季腹泻的症状有哪些

秋季腹泻的宝宝刚开始时常发生呕吐，1～2天后开始出现腹泻。腹泻时大便次数多、量多、水分多，大便为黄色水样便，或蛋花样便，带少量黏液，无血，无腥臭味。宝宝常有不同程度的发热，有很少的宝宝会出现抽搐。

如果出现频繁的呕吐和腹泻，宝宝会丢失很多水分，医学称之为脱水。脱水的症状包括：

◇暗黄色或黄褐色小便，小的宝宝换尿不湿的次数明显减少。

◇口唇干燥，甚至干裂。

◇眼窝凹陷，哭时眼泪少或没有眼泪。

◇小的宝宝出现前囟凹陷。

◇过度烦躁、精神不好，甚至嗜睡。

家长需要做什么

家长要了解秋季腹泻的好转是需要一个过程的，不需过分担心，但要关注宝宝有没有脱水。给宝宝补充足够多的液体以预防脱水，平时可准备一些口服补液盐，这种药在药店容易买到。如果宝宝呕吐严重，可以隔几分钟用汤匙喂一些口服补液盐。口服补液盐的效果要好于果汁，喂食果汁有时会加重腹泻。尽量不要给宝宝用止泻药，因为这些药物可能使轮状病毒感染的时间延长。

如果是母乳喂养的宝宝，请继续母乳喂养；配方奶喂养的宝宝可以继续配方奶粉喂养；至于其他饮食，为预防营养不良的发生，请继续喂养宝宝，一般宝宝腹泻之前的饮食宝宝腹泻期间也是可以吃的。

什么情况需要带宝宝就医

如果出现以下情况，需要带宝宝及时就医：

◇持续几天的呕吐和腹泻。

◇呕血，大便带血或严重腹痛。

◇数小时不能吃东西或喝水。

◇脱水。

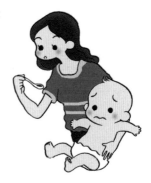

医生会做什么检查

在秋季腹泻流行的季节，根据宝宝典型的腹泻症状就可以诊断。有时医生会根据宝宝的情况要求做些检查，如大便常规、大便轮状病毒检测，以及抽血检查。

医生如何治疗

秋季腹泻是由轮状病毒感染引起的，不需要应用抗生素治疗，最关键的是治疗和预防宝宝脱水。医生会开一些口服补液盐、益生菌，有时也会开一些止泻药。秋季腹泻属于自限性疾病，大多数宝宝不需要任何治疗就会自行好转，但如果宝宝腹泻严重出现脱水的症状，可能需要住院静脉输液治疗。

如何预防秋季腹泻

目前中国已经有轮状病毒疫苗，家长可以根据医生的建议给宝宝接种。（具体请参考疫苗接种相关章节。）如果宝宝已经感染轮状病毒，可以通过以下途径阻止病毒的扩散，以预防其他宝宝感染轮状病毒：

◇每次给宝宝换完尿不湿后用肥皂水洗手。

◇不要在准备食物的地方（如厨房）给宝宝换尿不湿。

◇把换过的尿不湿用袋子密封后再丢掉。

秋季腹泻的并发症有哪些

秋季腹泻属于自限性疾病，通过预防脱水会逐渐好转，很少发生并发症，但有时腹泻严重会并发脱水。

第一篇 当您的宝宝生病时

第二篇 宝宝常见疾病

第三篇 疫苗接种

第四篇 宝宝常做的检查解读

第五篇 微量元素和钙

第六篇 那些疾病之外的问题

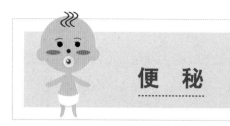

便　秘

　　便秘是宝宝经常出现的问题，主要表现为排便次数比平时减少，大便比较干、硬，并且很难排出。对父母和宝宝来说，便秘是痛苦的经历，但乐观的是，经过合理的预防和治疗，大多数宝宝都可以摆脱便秘的困扰。

便秘的病因是什么

　　很多因素都会导致宝宝出现便秘:

　　◇对于配方奶喂养的宝宝，有些家长没有按要求的比例冲调配方奶，为了让宝宝多吃点会把奶粉冲得稠些。

　　◇添加辅食时，由于宝宝肠道暂时不适应从液体到固体食物的转换，或辅食中纤维素丰富的食物太少。

　　◇大的宝宝饮食中纤维素丰富的食物过少、喝水少。

　　◇食物过敏或不耐受。对牛奶过敏的宝宝喝过多牛奶时,也会出现便秘。

　　◇过早进行排便训练。因为宝宝不愿意接受排便训练，造成压力过大而不拉大便。

　　◇大的宝宝不习惯学校或其他公共场所的卫生间,不愿意或不敢拉大便。

　　◇有时宝宝只顾忙着玩，而忘记了拉大便。

　　◇如果家中有其他人便秘，宝宝也容易出现便秘，可能与遗传或/和家庭的整体饮食有关。

　　当宝宝出现便秘后，很容易发生恶性循环。当大便比较硬时，因为拉大便时会引起疼痛，宝宝往往不愿意拉大便，就造成大便又长时间存在肠道内，变得更硬，宝宝就更不愿意拉，最后实在忍不住了，就会拉下很硬的大便，甚至一粒一粒的。由于大便比较坚硬会损伤宝宝肠道，引起宝宝出现肛裂，造成宝宝便血，肛裂会引起宝宝疼痛，于是大便积少成多、堆积变硬，使得排便更加困难和痛苦，便秘就会这样循环下去。

便秘可能的症状有哪些

便秘的宝宝大便频率比平时明显变少，如平时1天1次，便秘时4~7天才1次；大便干燥且硬，成小球状，类似兔子或羊拉的大便，有些能发现大便表面粘有鲜血；排便时比较痛苦，或抗拒排便；严重便秘会引起大便失禁，有时会出现溢出性腹泻，在宝宝肛门周围或尿不湿上发现有大便颜色的脏东西，这是由于肠道内固体大便周围液体物排泄出来导致的。

宝宝肚子总是胀胀的，或者总是说肚子疼，每次排完大便后能够缓解；拉大便之前蹦蹦跳跳，类似跳舞（是大便拉不出来，被动地蹦蹦跳跳）；不愿意或不敢去洗手间；有时会自己躲在角落里拉大便。

有时用手摸摸宝宝左下腹部，往往能摸到硬硬的块状物，这是积攒在肠道的粪球。

家长要注意，有的宝宝只是排便间隔时间长，排出的大便不干、不硬，排便的过程也不费力、不痛苦，这类情况不算便秘。还要注意新生儿"攒肚"，一般1个月内的宝宝每天至少有1次大便，但有些宝宝甚至几天不大便，原因是新生儿肠壁神经发育还不成熟，需要大便积攒到能刺激肠壁的程度才会有排便反射，再加上有的宝宝对母乳消化吸收得好，体内的食物残渣少，所以排便间隔会比较长，这种"攒肚"的情况也不是便秘；所以判断新生宝宝是否有便秘要看大便性状是否干硬。

家长需要做什么

对于还没有开始学习上厕所的宝宝，家长可以这样做：

◇让宝宝多吃含纤维素丰富的食品，如全麦面包、糙米食物、全麦饼

第一篇 当您的宝宝生病时

第二篇 宝宝常见疾病

第三篇 疫苗接种

第四篇 宝宝常做的检查解读

第五篇 微量元素和钙

第六篇 那些疾病之外的问题

干、麸皮松饼、麸皮谷物、大麦及燕麦片,尽量避免食用精制白面包、精米,或其他淀粉制品。

◇让宝宝多吃一些含纤维素丰富的水果和蔬菜,水果中特别是西梅、梨、杏、李子、桃子、葡萄,蔬菜中特别是青豆、豌豆、绿色蔬菜等。如果宝宝不愿意或不能吃水果或蔬菜,可以做成果汁或蔬菜泥。

◇每天给宝宝多吃含纤维素丰富的食物,如宝宝不喜欢吃,可以把这些食物加到宝宝喜爱的食物里一同进食。

◇给宝宝补充充足的水分,如果宝宝愿意,就给宝宝喝足够多的水。

◇减少喝牛奶的量,对于儿童,每天全脂牛奶超过960毫升会减慢肠道活动而出现饱胀感,进而影响水和其他富含纤维素的食物摄入量。

对于已经长大(2岁左右)开始接受上厕所训练的宝宝,除了上述的事项外,还要注意:

◇每顿饭30分钟后,特别早餐后排便更容易成功。要求宝宝在马桶上坐一会儿,给一本书或一个玩具,或给宝宝讲故事,让宝宝放松下来,鼓励宝宝坚持坐在马桶上,一直到出现排便;或者坐5~10分钟,不管宝宝是否真正排便,都给予夸奖和小小的奖励。

◇在宝宝排便训练的开始阶段,如果出现便秘,就先停止训练坐便,因为有些宝宝在不习惯或者对坐便不感兴趣时,就会为了逃避坐便而故意克制排便,大便长时间积累在肠道,时间久了就会形成便秘。不妨暂停排便训练,切记不要强迫宝宝坐便。

◇教会宝宝正确使用洗手间,如在每日固定的时间去洗手间,用宝宝专用的便池。如果用成人的便池最好要在宝宝的脚下垫些支撑物,如小凳子,不但能给他/她安全感,而且利于宝宝做排便用力动作。

◇让宝宝多做运动,可以使宝宝的肠道活跃起来。

◇做一下记录,如宝宝的饮食、排便情况。当宝宝有进步时,记录下来,如宝宝多吃了纤维素丰富的食物。当便通过宝宝的努力改善一些,就要奖励宝宝。

第一篇
当您的宝宝生病时

第二篇
宝宝常见疾病

第三篇
疫苗接种

第四篇
宝宝常做的检查解读

第五篇
微量元素和钙

第六篇
那些疾病之外的问题

　　尽管便秘会困扰宝宝，但多是暂时性问题，也多是可以改善的。家长一定不能太紧张，尽量表现得淡定些，因为家长的紧张情绪会影响宝宝，使宝宝更不愿意排便。

　　有的宝宝在便秘时会出现肛裂，改善宝宝肛裂的关键方法就是按上述的方法纠正便秘。宝宝排大便顺畅时，肛裂多是可以自行愈合的。宝宝有肛裂时，家长可以尝试在宝宝每次大便后，用柔软的纸巾或棉布轻轻擦干后，用1：5000的高锰酸钾(PP粉)温水溶液坐浴10～20分钟，可以起到消毒肛周、改善肛周血液循环及促进裂口愈合的作用。如果发现肛裂局部有红肿，可以在红肿处涂抹红霉素药膏，或莫匹罗星软膏预防感染。

什么情况需要带宝宝就医

　　一般情况下宝宝便秘多不严重，家长可以尝试上述方法看便秘有无改善，如果仍无改善，需要及时带宝宝就医。当宝宝出现以下情况时，也需要带宝宝就医：

◇连续便秘超过2周。

◇宝宝出现呕吐、发热。

◇宝宝胃口差，体重不增长。

◇大便有便血。

◇腹胀明显。

◇在肛门周围出现疼痛的裂口（肛裂）。

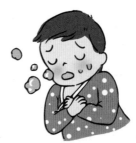

医生会做什么检查

　　医生会详细了解宝宝的饮食及活动情况，也会详细了解宝宝的大便情况，并会检查宝宝的腹部和肛门（看有无肛裂）。有时医生会建议做腹部X线检查或钡餐造影检查。在极少的情况下，需要做直肠活检（从直肠上面取一些组织看是否有异常）。

医生如何治疗

医生根据宝宝便秘的情况会开一些导泻药帮助宝宝通便，比较常用的药是开塞露和乳果糖：

◇开塞露：有效成分是甘油，属于刺激型泻药，是通过肛门给药，药物润滑肠道并且刺激肠道进行排便反射，激发肠道蠕动而排便，短期使用相对安全，长期使用很可能会使宝宝对其产生依赖性，养成没有强烈刺激就不肯排便的习惯，因此开塞露只能偶尔使用来缓解便秘。要正确使用开塞露，避免让宝宝感到不适。首先，让宝宝左侧卧位，并适度垫高屁股，接下来，剪去开塞露包装顶端，挤出少许甘油润滑肛门周围，然后拿着开塞露球部，缓慢插入肛门，至开塞露颈部，将药液挤入直肠内（宝宝一般用5~10毫升），通常5~10分钟后可以引起排便。

◇乳果糖：这是人工合成的不吸收性双糖，是一种渗透性泻药，服用后在肠道内不被吸收，但具有双糖的高渗透活性，可以使水、电解质保留在肠道而产生高渗效果，从而软化大便使大便容易排出。由于对肠壁没有刺激性，一般不会使宝宝形成依赖，常用于治疗慢性便秘。

如何预防便秘

家庭治疗便秘的方法也是预防便秘的方法，如鼓励宝宝多吃些含纤维丰富的食物，让宝宝多喝水，鼓励宝宝多运动，让宝宝养成正确的排便习惯。

便秘的并发症有哪些

便秘非常常见，通过合理治疗和预防后就会好转，很少出现并发症，但有时便秘也会引起肛裂或大便失禁。

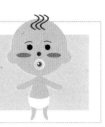

大便带血

大便带血也称便血，是指在宝宝的大便中发现血丝，有时血在大便的表层，有时和大便混在一起，有时是在给宝宝擦屁股的手纸上发现有血。这种血可以是鲜红色、咖啡色，或类似柏油的黑色。通常情况下便血会令家长觉得紧张，并且担心宝宝是不是得了严重的疾病，但事实上宝宝便血非常常见，且往往不是严重问题。

大便带血的病因是什么

大便带血的常见病因包括：

◇肛裂：从新生儿到较大的儿童都可能出现肛裂，主要由便秘引起。便秘时大便很硬，在宝宝拉大便时会损伤宝宝的肠道。肛裂的主要表现是宝宝不愿意拉大便，拉大便时费力、疼痛，排出的大便比较硬，在硬硬的大便表面有血丝，或擦屁股的手纸上有血丝。

◇牛奶或大豆蛋白不耐受：一般在婴儿期出现，多发生在添加配方奶时，吃母乳的宝宝母亲喝了牛奶及奶制品或吃了豆类制品时也会出现，这主要是由于宝宝肠道对牛奶及大豆中的蛋白不耐受引起的，可表现为便血，并伴随呕吐、腹泻、腹痛的症状。

◇感染性腹泻：由病毒或细菌感染造成的腹泻，有时也会伴随便血；也可能是由宝宝进食了受污染的食物引起的，主要表现为发热、呕吐、腹泻、腹痛和便血。

◇其他非常见原因：炎症性肠病、肠道息肉、肠套叠、凝血功能异常等。

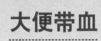

第一篇 当您的宝宝生病时

第二篇 宝宝常见疾病

第三篇 疫苗接种

第四篇 宝宝常做的检查解读

第五篇 微量元素和钙

第六篇 那些疾病之外的问题

大便带血的症状有哪些

在宝宝的大便上或大便中发现血丝。除便血外，便秘的宝宝会有大便较硬、不愿意拉大便的表现，胃肠炎的宝宝会有发热、呕吐、腹泻的症状。

家长需要做什么

家长首先要保持冷静，尽管看到宝宝便血家长会非常紧张，但便血多不是严重的事情。最好保留下带有血便的尿布或者大便，如果觉得不方便也可以用手机拍下血便的图片，到时拿给医生看，使医生了解宝宝便血的真实情况。

什么情况需要带宝宝就医

尽管宝宝便血多不是严重的疾病，但是一旦宝宝出现便血，还是要及时带宝宝就医，确诊宝宝便血的原因。如果大便内血量很多，宝宝会出现皮肤苍白、过度烦躁或嗜睡，就要立即带宝宝就医或直接拨打本地的120急救电话。

医生会做什么检查

医生会同家长沟通宝宝的便血情况（这时家长拍的便血照片就会派上用场），并详细检查宝宝肛门周围。医生有时会做直肠指检；有时会要求做大便常规和大便培养的检查；有时会要求做腹部X线检查或B超检查。在极少的情况下，医生会要求做结肠镜检查，用一根细软管经肛门插入宝宝肠道，医生可以仔细观察下宝宝肠道内的情况。

如何预防大便带血

如果是由蛋白不耐受引起的便血，母乳喂养的妈妈有时要忌口（不喝牛奶或奶制品，不能吃豆类制品）。如果是由便秘引起的便血，预防方法和预防便秘是类似的（见便秘相关章节）。

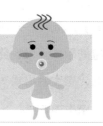

腹痛（肚子痛）

很多宝宝都经历过腹痛，腹痛也是最让家长担心的问题之一，因为家长不知道是什么原因导致了腹痛，更担心宝宝是不是得了严重的疾病。腹痛可以突然发生，也可以反复发作，幸运的是大部分腹痛都会自行缓解，也不会发展为严重的问题，但如果宝宝几个小时持续性腹痛并逐渐加重，或伴随发热、便血等症状，就可能是严重的问题，要及时带宝宝就医。

腹痛的病因什么

各个年龄段的宝宝都有可能发生腹痛，但是婴儿腹痛的原因与年龄大些的宝宝腹痛是不同的。婴儿腹痛的常见原因包括：

◇由母乳引起的食物过敏或对配方奶过敏：喂母乳的妈妈饮食中的蛋白质会进入母乳，如果宝宝对此种食物过敏，就有可能出现腹痛，如母乳妈妈喝了鲜牛奶或吃鸡蛋。吃配方奶的宝宝对配方奶本身过敏，也会出现腹痛。

◇肠绞痛：肠绞痛确切的原因尚不清楚，可能是由肠道痉挛（肠肌收缩）导致婴儿腹痛，这种不适或疼痛一般发生在下午或傍晚，宝宝表现为无法安抚的哭闹、手脚都曲着、脸色发红、经常排屁、腹部胀胀的。（见肠绞痛相关章节。）

◇胃肠道感染：胃肠道病毒或细菌感染也会引起腹泻或/和呕吐，有时候也会出现腹痛的症状。由于大多是由病毒感染引起的，基本上一周都可以痊愈，不需要特别治疗。

◇肠套叠：肠套叠会引起腹痛，并且有时候会比较严重，可能危及宝宝生命。肠套叠是指一部分肠道套入另一部分肠道（类似直筒望远镜收起

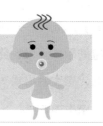

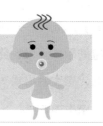

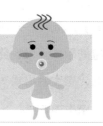

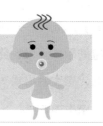

第一篇 当您的宝宝生病时

第二篇 宝宝常见疾病

第三篇 疫苗接种

第四篇 宝宝常做的检查解读

第五篇 微量元素和钙

第六篇 那些疾病之外的问题

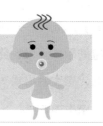

209

来），或可引起肠道梗阻，从而造成剧烈疼痛。疼痛通常是一阵一阵的，宝宝间歇性地出现突然哭闹，双腿向腹部弯曲，还会出现频繁的呕吐。哭闹过后，宝宝会出现一阵没有腹痛的缓解期，逐渐放松下来，但过了一段时间又开始出现腹痛。

大的宝宝腹痛的常见原因包括：

◇胃肠道感染：胃肠道感染是引起大的宝宝腹痛最常见的原因，宝宝除腹痛外，还会出现呕吐、腹泻、发热的症状。

◇食物中毒：在夏季天热的季节，食物容易变质，宝宝吃了变质、被污染的食物后，会突然出现腹部疼痛、呕吐，有时也会伴随腹泻的症状。

◇胃部不适：当吃了过多的垃圾食品或之前没有吃过的食物，宝宝不能消化或不耐受；吃了油腻、辛辣的食物，喝了柑橘类的果汁，由于这些食物会刺激胃酸过多分泌，会引起宝宝腹痛。

◇牛奶或其他食物过敏：大的宝宝对牛奶、小麦、大豆、坚果等食物过敏也会引起腹痛。

◇便秘：便秘是引起宝宝长期腹痛最常见的原因之一。由于每天结肠都会收缩以排出硬结的大便，会引起宝宝腹痛。一般宝宝排出大便后腹痛会好转，但下次便秘出现时又会腹痛。

◇泌尿道感染：泌尿道感染有时会引起宝宝下腹部疼痛，并且多会伴随尿频和排尿时疼痛，有时还会伴随发热。

◇阑尾炎：宝宝突然说腹痛，很多家长会担心宝宝可能是阑尾炎，但阑尾炎在5岁以下的宝宝中并不多见。阑尾炎最初出现的症状是肚脐周围疼痛，接下来转移到右下腹疼痛，有时也会伴随发热、呕吐的症状。

◇情绪或寻求关注：大的宝宝如果经历不同寻常的压力时，也会受到情绪的影响而出现腹痛，如刚搬了家或换了学校，家庭有变故时会造成宝宝压力大而引起情绪的变化；有的宝宝说腹痛可能是因为觉得被家长忽视了，希望得到家长的关注，所以会找一些原因，这样家长就会关心或担忧宝宝。

◇痛经：这是青春期女孩腹痛的常见原因之一，刚开始的一两次腹痛可能确实让人有些困扰，但后面就知道腹痛与来月经有关了。

腹痛常见的症状有哪些

宝宝年龄不同，引起腹痛的原因不同，腹痛的症状也不同。小的宝宝可能表现为莫名地哭闹，有时舞动着双腿；大的宝宝会说腹痛，有时会伴随呕吐、腹泻、发热等症状。

家长需要做什么

如果宝宝只是偶尔腹痛，并且很快缓解，通常情况下不需要特别紧张，也不需要特别处理。如果宝宝反复出现腹痛，家长最好做宝宝腹痛日记，记录下来宝宝一般什么时候开始腹痛，腹痛的部位是哪里，一般持续多久，腹痛前吃了什么食物，用什么方法可以缓解宝宝腹痛等信息。就医时给医生看，对找到宝宝腹痛的原因很有帮助。

什么情况需要带宝宝就医

如果宝宝偶尔出现腹痛，并且很快自行缓解，通常不需要带宝宝看医生。当宝宝出现持续腹痛，腹痛进行性加重，或伴随频繁呕吐、发热的症状，或家长觉得判断不了宝宝的情况，就需要及时带宝宝就医。

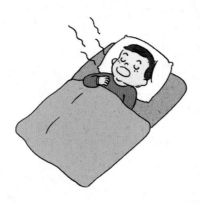

第一篇
当您的宝宝生病时

第二篇
宝宝常见疾病

第三篇
疫苗接种

第四篇
宝宝常做的检查解读

第五篇
微量元素和钙

第六篇
那些疾病之外的问题

医生会做什么检查

医生会详细询问宝宝腹痛的发生情况（这时如果家长叙述不清，那就拿之前记录的腹痛日记给医生看），医生也会详细检查宝宝的腹部；有时会要求做腹部X线、钡餐造影、腹部B超等检查；有时也会要求做大便常规及抽血检查。

医生如何治疗

确定了引起腹痛的原因后，医生会根据原因对症状治疗，如果发现腹痛是由便秘引起的，就会按便秘治疗（见便秘相关章节）。

如何预防腹痛

引起腹痛的原因有很多，有时很难预防，但对于胃肠道感染而言，勤给宝宝洗手是预防感染最有效的途径。

腹痛的并发症有哪些

尽管腹痛非常常见，也经常会令家长紧张，但大部分腹痛都可以自行缓解，很少发生并发症，不过肠套叠、阑尾炎导致的腹痛有时会引起严重的并发症，甚至危及生命。

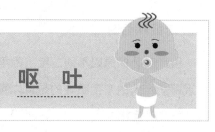

呕 吐

很多宝宝在成长的过程中都会出现呕吐，家长也往往比较担心，总是担心宝宝得了严重的疾病。呕吐的宝宝往往看起来很难受，家长想让宝宝尽快停止呕吐。其实家长可以放轻松一些，因为长期来看呕吐一般也没有坏处，并且多不需要治疗就可以自愈。

呕吐常见的病因是什么

胃肠道感染是引起宝宝呕吐最常见的原因

一些因素通过刺激大脑中的呕吐中枢释放信号，使腹部肌肉和膈肌强力收缩，胃部肌肉松弛，就会使胃内容物强迫性地从口腔中吐出。这些因素包括：

◇胃肠道感染：这是引起宝宝呕吐最常见的原因。除呕吐外，宝宝还会出现腹泻、腹痛、发热等症状。病毒是最常见的感染源，在少数情况下，呕吐是由细菌感染或寄生虫感染引起的。这些病毒多具有传染性，如果家中或周围的宝宝出现感染后呕吐，那宝宝也容易被传染上。其中引起呕吐最常见的病毒是轮状病毒。宝宝被感染后先出现呕吐、发热等症状，紧接着开始腹泻。

◇食物中毒：夏季食物容易变质，宝宝吃了被细菌污染的食物后，会突然出现呕吐、腹痛，有时也会伴随腹泻的症状。呕吐多在吃下变质食物后几小时到一天出现，如果是由某种可疑食物引起的，一般和宝宝一起吃饭的其他人也会出现类似症状。

◇胃肠道外的感染：在少数的情况下，胃肠道外感染也时常会引起呕吐的症状，如感冒、中耳炎、肺炎、泌尿道感染、脑膜炎或其他感染性疾病，原因可能与发热、感染原释放的毒素有关。

◇晕车：有的宝宝会因为晕车而出现呕吐。

第一篇 当您的宝宝生病时

第二篇 宝宝常见疾病

第三篇 疫苗接种

第四篇 宝宝常做的检查解读

第五篇 微量元素和钙

第六篇 那些疾病之外的问题

呕吐的症状有哪些

引起呕吐的原因不同，宝宝的年龄不同，呕吐的症状也不同。小的宝宝出现呕奶，大的宝宝呕吐的是胃内容物，有时会伴随哭闹、恶心、腹痛、腹泻和发热的症状。

家长需要做什么

家长首先需保持冷静，因为大多数情况下呕吐不需要用任何药物治疗都可以自愈，大多数呕吐本身也不会造成严重后果。家长可以尝试以下措施照顾呕吐的宝宝：

◇让宝宝保持正确的姿势：可以让呕吐的宝宝趴着（胃部朝下），或尽可能侧躺，这样能够使呕吐物容易排出，以免呕吐物被宝宝误吸到气管。

◇注意补液：不论什么原因引起的呕吐，在刚开始呕吐的24小时内，尽量不要再给宝宝吃固体食物（因为很容易再刺激呕吐），鼓励宝宝少量多次地喝一些液体，如口服补液盐（见腹泻章节）、白开水、自制糖水（2.5克白糖加入120毫升温水中）、配方奶或母乳、汤等。液体不但可以补充水分，预防由频繁呕吐引起的脱水，也不太容易刺激宝宝呕吐。家长要掌握喂液体的技巧：在宝宝刚开始呕吐时，可以先不要喂，即使喂了也可能马上吐出来；待呕吐好转，让宝宝小口喝些液体，但记住不要太多、太快，否则宝宝很可能马上就呕吐出来；随着呕吐的进一步好转，直到停止呕吐，宝宝想喝多少就喝多少，也可以开始给宝宝吃一些流质、容易消化的饮食。

什么情况需要带宝宝就医

出现以下情况时，需要尽快带宝宝就医：

◇严重、频繁和持续的呕吐。

◇呕吐物中带血或有绿色的东西（可能是胆汁）。

◇除呕吐外，伴随腹泻，并且大便中有血。

◇出现脱水的症状，如口唇干燥，哭时眼泪少，尿量少。

◇腹胀，看起来腹部隆起明显。

◇过度烦躁，疲乏无力或嗜睡。

医生会做什么检查

医生会同家长沟通宝宝的呕吐情况，并详细检查宝宝，有时医生会要求做抽血、尿液检查及X线等影像学检查。

医生如何治疗

大多数呕吐不用特别治疗就可以自行痊愈，如由病毒感染胃肠道引起的呕吐。如果考虑呕吐与细菌感染（胃肠道或胃肠道外）有关，医生会开一些抗生素。在极少的情况下，医生会给宝宝开一些止呕药。当呕吐严重造成脱水，或是其他严重疾病导致呕吐，也有可能需要住院治疗。

如何预防呕吐

很多原因都会引起宝宝呕吐，所以很难预防。如果是由胃肠道感染引起的呕吐，预防方式与预防胃肠道感染是类似的，如勤给宝宝洗手，避免吃变质的食物等。

呕吐的并发症有哪些

尽管呕吐很常见，也通常会令家长紧张，但大多数呕吐都能自行痊愈，很少发生并发症，不过严重呕吐可能会引起脱水。

第一篇 当您的宝宝生病时

第二篇 宝宝常见疾病

第三篇 疫苗接种

第四篇 宝宝常做的检查解读

第五篇 微量元素和钙

第六篇 那些疾病之外的问题

215

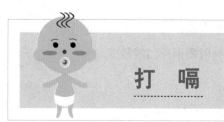

打　嗝

任何年龄的宝宝都会打嗝，甚至在妈妈的子宫内都已经开始打嗝了。虽然打嗝会困扰家长，但对宝宝几乎没有影响，多在数分钟内缓解，只是打嗝频繁或持续时间长会让家长觉得宝宝很不舒服，让家长很紧张。

打嗝常见的病因是什么

打嗝是由于横膈膜（位于胃和肝脏之间的一片肌肉）发生不自主的痉挛引起的。打嗝的时候，横膈膜痉挛收缩，迫使宝宝深吸一口气，突然关闭声带，产生"呃"的声音。

一些常见的因素会诱发宝宝出现打嗝:

◇小的宝宝吃奶或哭闹时有空气进入消化道。一般母乳喂养的宝宝打嗝相对少些，原因是宝宝吃母乳更容易自我控制乳汁的流量，相对于奶瓶喂养的宝宝，吞进的气体会少些。

◇大的宝宝喝碳酸饮料，或不断咀嚼口香糖吞入空气。

◇吃得太多。

◇过度兴奋或紧张。

◇环境温度的突然变化。

打嗝的症状有哪些

小的宝宝通常在吃奶的过程中或吃奶后打嗝，有时很快自行停止，有时却要很长时间经拍嗝后才好转，有的婴儿会出现哭闹。大的宝宝表现为打嗝。

第一篇 当您的宝宝生病时

第二篇 宝宝常见疾病

第三篇 疫苗接种

第四篇 宝宝常做的检查解读

第五篇 微量元素和钙

第六篇 那些疾病之外的问题

家长需要做什么

对于小的宝宝，家长要做的主要是尽量避免宝宝吞入空气或帮宝宝拍嗝。如果是用奶瓶喂养，喂养时尽量让宝宝上半身直立，同时把奶瓶尽量抬高，以使奶充满奶嘴，预防宝宝吞入气体，家长也可以尝试用下开口大小不同的奶嘴。如果宝宝出现打嗝、哭闹，不要让宝宝一边哭闹一边喝奶，因为不断挣扎和哭闹会让宝宝吞入更多空气，增加宝宝的不适感，甚至会造成宝宝吐奶。

喂奶期间和喂奶后，即使宝宝没有不舒服的表现，也要经常帮宝宝拍嗝，家长可以尝试不同的拍嗝方法：

◇在拍嗝之前，用一块棉布或毛巾铺在妈妈的一侧肩上，以免拍嗝时宝宝溢奶弄脏妈妈的衣服，然后抱直宝宝，放在肩膀上，让宝宝的下颌靠着垫布，妈妈一只手抱着宝宝，另一只手呈空心掌状，从下往上轻轻叩击宝宝背部，或用手掌轻轻地平抚宝宝背部，直至宝宝排气为止。

◇扶着宝宝坐在妈妈的膝盖上，一只手支撑住宝宝胸部和头部，另一只手轻拍宝宝的背。

◇让宝宝趴在妈妈腿上，扶住宝宝的头，让头略高于胸部，然后在宝宝的背部轻轻画圈或轻轻拍背。

如果宝宝经常打嗝，尽量在宝宝安静时给宝宝喂奶，不要等到宝宝很饿而哭闹时喂奶。

对于大的宝宝，家长可以采取以下方法减少或控制宝宝打嗝：

◇不要让宝宝吃得太快，如果吃得太快，胃就会过快膨胀，导致横膈膜痉挛（胃与横膈膜的位置是比较近的），造成宝宝打嗝。

◇让宝宝喝些水，因为喝水时可能会刺激咽喉处的神经，阻断诱发打嗝的神经连接。

◇转移注意力，给宝宝念书或陪宝宝玩，让宝宝不要总是想着打嗝。

◇让宝宝用冰水漱一下口。

◇让宝宝深深吸一口气，然后憋一会儿气，再慢慢吐出来。

◇用一个纸袋罩住宝宝的口鼻，让宝宝慢慢呼吸。

什么情况需要带宝宝就医

一般情况下宝宝打嗝多不严重，时间也不会太久，大多不需要带宝宝就医。当家长尝试上述方法后宝宝打嗝仍无好转，才需要带宝宝就医。

医生会做什么检查

医生会和家长沟通宝宝的打嗝情况，或观察下宝宝打嗝的过程，一般不需要做检查。

医生如何治疗

很多宝宝的打嗝不需要治疗就会自行停止，家长可以尝试上述的家庭治疗方法。由一些潜在的原因引起宝宝打嗝时，医生会根据具体原因治疗。

如何预防打嗝

上述家庭治疗的方法也是预防打嗝的方法。小的婴儿尽量母乳喂养，不论是母乳还是配方奶喂养，最好在宝宝安静的时候喂奶，不要等到宝宝大哭时才喂奶。

打嗝的并发症有哪些

宝宝打嗝多可以很快停止，一般不会有并发症。

第一篇 当您的宝宝生病时

第二篇 宝宝常见疾病

第三篇 疫苗接种

第四篇 宝宝常做的检查解读

第五篇 微量元素和钙

第六篇 那些疾病之外的问题

食物过敏

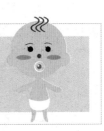

食物过敏是指宝宝吃过某些食物后很快出现过敏反应，有些食物过敏的症状比较轻微，如皮肤起荨麻疹或胃肠道反应（恶心、呕吐、腹泻），但有时食物过敏也会导致严重的后果，甚至危及宝宝生命，如发生过敏性休克。婴儿及6岁以下的宝宝比较容易发生食物过敏，如果家族中有过敏史（如父母、兄弟姐妹有过敏性鼻炎、荨麻疹、湿疹、哮喘、食物过敏），那宝宝食物过敏的发生率就会更高。虽然食物过敏非常常见，会困扰宝宝和家长，但乐观的是随着宝宝年龄的增长、免疫系统的成熟，之前引起宝宝过敏的食物可能不会再引起宝宝过敏。

食物过敏的病因是什么

免疫系统误认为食物或食物成分有害是发生食物过敏的原因

当宝宝吃到某种容易引起过敏的食物后，宝宝的身体误认为食物或食物中的成分是有害的，就会激活免疫系统，促使免疫细胞释放IgE抗体，以中和食物或食物中某些成分（抗原），当宝宝再次接触到这种容易引起过敏的食物时，哪怕只是一点点，IgE抗体也会感受到，然后传递信号给免疫系统，释放出组胺及其他化学因子，就会引起宝宝出现轻重不一的过敏反应。虽然很多食物都会引起过敏，但90%的过敏是由以下食物引起的：

◇牛奶及奶制品：牛奶、配方奶、酸奶、奶酪、含牛奶成分的冰激凌。

◇鸡蛋及含鸡蛋的食品：鸡蛋、含鸡蛋的食品（如蛋糕）。

◇大豆及大豆制品：大豆、豆奶、豆腐、豆制的酱油。

◇花生和坚果：花生、花生酱、核桃、杏仁、夏威夷果等。

◇小麦制品：面包、馒头、比萨、饼干等。

◇鱼和带壳的海鲜：金枪鱼、鲑鱼、鳕鱼、虾、蟹、龙虾、蚌等。

食物过敏的症状有哪些

对大多数宝宝来说，食物过敏只是引起不适，但对有些宝宝可能会出现严重的过敏反应，甚至危及生命。

过敏反应包括：

◇皮疹，如荨麻疹或湿疹加重，通常会痒。

◇眼睛红、痒，或流眼泪。

◇打喷嚏、流鼻涕、咳嗽。

◇恶心、呕吐、腹泻。

◇嘴唇肿胀，舌头及喉咙水肿。

◇喘鸣、呼吸急促、呼吸困难。

◇皮肤青紫。

◇血压突然降低。

◇头晕、嗜睡、失去意识。

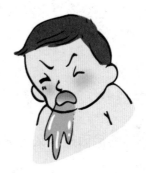

家长需要做什么

家长最好给宝宝记一份饮食日记，记录下宝宝的饮食情况，如宝宝新吃了哪种食物、是否出现过敏症状，或停止吃某种食物后，过敏症状有无好转。

如果医生已经诊断宝宝对某种食物过敏，家长要记得在宝宝以后的饮食中避免这种食物。在给宝宝吃食品时，要看食品的成分中有无引起宝宝过敏的食物成分。告诉照顾宝宝的家人、保姆、幼儿园老师宝宝过敏的食物，让他们记住这些食物，让他们避免给宝宝吃这些食物。

什么情况需要带宝宝就医

如果家长怀疑宝宝因为吃过某种食物而出现过敏反应，就需要尽快带宝宝就医，由医生确定宝宝是否真的对这种食物过敏。当宝宝出现上述严重的过敏反应，如喘鸣和呼吸困难、全身青紫或嗜睡，请马上拨打120急救电话。

医生会做什么检查

因为很多食物都会引起宝宝过敏，有时确定引起过敏的具体食物是比较困难的。医生会和家长详细地沟通宝宝最近的饮食情况，检查宝宝的过敏症状，也会让宝宝暂停摄入可疑过敏食物1～2周，观察下宝宝是否继续出现过敏症状，然后再把去掉的食物重新加入到宝宝的饮食中，每次只加1种，家长再细心观察这种食物是否会引起过敏。有时医生会要求宝宝做过敏原测试，通常会采用两种方法：一种是皮肤针刺试验（或划痕试验），另一种是抽血查过敏原。

医生如何治疗

食物过敏不能根治，最有效的办法就是避免宝宝再次吃到引起过敏的食物，如宝宝每次吃海鲜时就出现过敏，医生会建议最近一段时间不要吃海鲜。对于轻度的过敏反应，如荨麻疹或/和瘙痒，医生会开些抗过敏药，如西替利嗪或开瑞坦。对于严重的过敏反应，需要住院治疗，医生一般会应用肾上腺素。

如何预防食物过敏

与家庭治疗的做法类似，写宝宝的饮食日记，告知照顾宝宝的人哪些食物会引起宝宝过敏。

食物过敏的并发症有哪些

轻微的食物过敏多不严重，也不会有并发症，但食物过敏严重时会引起过敏性休克，甚至危及宝宝生命。

第一篇 当您的宝宝生病时

第二篇 宝宝常见疾病

第三篇 疫苗接种

第四篇 宝宝常做的检查解读

第五篇 微量元素和钙

第六篇 那些疾病之外的问题

肠绞痛

　　宝宝会因为一些原因出现哭闹，如饿了或困了，这时喂些奶或让宝宝睡会儿就会停止哭闹。如果宝宝没有任何不适，而是在一天的某个时间段表现为烦躁、哭闹，不论家长做什么，仍是哭个不停，那宝宝可能正在经历肠绞痛。肠绞痛非常常见，每5个宝宝中就可能有1个宝宝会经历肠绞痛。这对照顾宝宝的父母而言是一种折磨，因为宝宝哭闹厉害，家长却不知道宝宝到底哪里不舒服，而且哭闹很难安抚，并且经常在家长比较困的时候出现。尽管肠绞痛常令家长烦恼和无助，但乐观的是，这种烦躁、哭闹持续的时间不会很长，并且肠绞痛多在宝宝4个月大时就自行消失了。

肠绞痛的病因是什么

　　目前肠绞痛确切的原因尚不清楚，只有部分宝宝容易出现肠绞痛。推测可能的原因有过敏，乳糖不耐受，宝宝的胃肠还没有发育成熟，父母的过度紧张，或婴儿的神经系统还没有发育成熟，造成婴儿对外界的刺激异常敏感，很难自控，一般随着宝宝身体的发育，这种无法控制自己哭闹的现象将会改善。一般肠绞痛在宝宝4个月大时就会消失，但极少的宝宝会持续到6个月。

肠绞痛的症状有哪些

　　肠绞痛是非常常见的，多在宝宝2~4周开始出现，6周左右发作明显，一般3~4个月大时停止。常见症状包括：

　　◇毫无征兆的哭闹：宝宝哭闹是很正常的，如宝宝饿了或需要换尿不湿，而由肠绞痛引起的哭闹是没有任何征兆的，宝宝突然间就哭了起来。

第一篇
当您的宝宝生病时

第二篇
宝宝常见疾病

第三篇
疫苗接种

第四篇
宝宝常做的检查解读

第五篇
微量元素和钙

第六篇
那些疾病之外的问题

◇哭闹的时间相对固定：每天宝宝大致在晚上6点至午夜之间哭闹，正好是父母劳累一天最疲倦的时候，哭闹时间可以持续几分钟，也可以达3小时，甚至更长时间。

◇有特征的哭闹症状：哭闹通常比较激烈，宝宝好像很伤心或痛苦，四肢蜷曲、弓背、脸憋得通红、腹部鼓鼓的、经常放屁，并且哭闹很难安抚。

◇宝宝除哭闹外没有其他不适表现，吃奶正常，体重增长正常。

家长需要做什么

尽管肠绞痛看起来很严重，但其实对宝宝影响不大，所以不需要特别紧张和焦虑，而且很多时候家长也只能等待这段哭闹自然过去，幸运的是哭闹本身是不会把宝宝哭坏的。家长可以尝试以下方法缓解宝宝肠绞痛。

喂养方面：

◇对于母乳喂养的宝宝，母亲可以暂停摄入牛奶或其他奶制品，因为可能是奶蛋白通过乳汁过给宝宝引起过敏。母亲不要喝太多茶、咖啡或其他含咖啡因的饮料，也尽量不要喝酒、吃太多辛辣的东西，因为这些饮食可能会加重宝宝肠绞痛的发作。

◇对于配方奶喂养的宝宝，儿科医生有可能会建议家长把普通配方奶改为水解奶粉。如果宝宝肠绞痛是由配方奶过敏引起的，更换奶粉后宝宝哭闹的症状会改善。

◇喂养宝宝时，尽量让宝宝的上半身及头部抬高一些，以预防吞咽进去空气。喂奶过程中或喂奶后要给宝宝拍嗝，还可尝试用下开口大小不同的奶嘴。每餐不要喂得太饱，过量饮食也会引起宝宝不适。

安抚肠绞痛的方法：

◇抱起宝宝，有时需要多换几种抱宝宝的姿势，并且可以来回走动，身体接触和晃动感对宝宝有安抚作用。

◇给宝宝用安抚奶嘴，吸吮的动作有时可以使宝宝安静下来。

223

◇尝试让宝宝听下白噪音，如吸尘器、吹风机、计时器或钟表的声音，稳定有节奏感的声音有时可以安抚宝宝。

◇唱歌给宝宝听，如摇篮曲，或者放一些轻音乐给宝宝听，即使不能安抚宝宝，也可以安抚一下家长自己的焦虑情绪。

◇把宝宝放在手推车中，推宝宝出去散散步。

◇让宝宝平躺，使宝宝的腿弯曲后，让宝宝的膝盖贴住宝宝的胸壁，然后再拉开；或让宝宝趴在家长的膝盖上，然后轻轻抚摸宝宝的后背，腹部的压力可能会让宝宝舒服一些。

◇给宝宝洗个温水澡，因为温水澡可以使宝宝放松，在宝宝洗澡的过程中，家长可以轻轻按摩宝宝的腹部。

◇用襁褓包裹一下宝宝，可以给宝宝安全感，并且保暖。

◇如果尝试上述方法后仍不能安抚宝宝，可以干脆留些私人时间给宝宝，把宝宝放在床上5~10分钟。

特别强调：宝宝哭闹有时确实令家长沮丧和生气，但不管多么不耐烦、多么生气，都不能用力摇晃宝宝，因为大力摇晃宝宝可能会导致失明、脑损伤，甚至死亡（摇晃婴儿综合征）。当家长觉得紧张和焦虑时，可以请其他人照顾一下宝宝，到外面走走，放松一下自己的情绪。

什么情况需要带宝宝就医

尽管肠绞痛对宝宝没有任何损害，但宝宝哭闹的过程确实令家长紧张和沮丧，因为很可能家长尝试了很多方法而宝宝还是大哭不止。当家长觉得应付不了，或觉得宝宝有可能有其他疾病问题，还是要及时就医。儿科医生会根据宝宝的具体情况判断宝宝哭闹是由肠绞痛引起的，还是其他原因引起的。

医生会做什么检查

医生检查宝宝只是要排除一下其他引起宝宝哭闹的原因，如果排除了其他原因（如肠道梗阻、鹅口疮），宝宝一切正常，医生就会考虑肠绞痛，一般不需要做其他检查。在极少的情况下，医生可能会要求做X线检查排除其他原因。

医生如何治疗

肠绞痛通常在宝宝3~4个月大时自行好转，目前没有发现哪种治疗方法可以缓解所有宝宝的肠绞痛，但医生可能会建议用以下的药物：

◇西甲硅油：帮助消除肠胀气的口服药，可以帮助宝宝排气。

◇益生菌：肠道菌群之间存在平衡，益生菌可以帮助建立这个平衡，有些研究认为对婴儿肠绞痛有帮助。

如何预防肠绞痛

肠绞痛的具体原因尚不清楚，所以预防也比较困难。上述的家庭治疗方法对预防肠绞痛是有帮助的。

肠绞痛的并发症有哪些

尽管肠绞痛有时非常令家长沮丧和焦虑，但不会影响宝宝的成长，一般也不会发生并发症，可随着宝宝年龄的增长而好转。

第一篇 当您的宝宝生病时

第二篇 宝宝常见疾病

第三篇 疫苗接种

第四篇 宝宝常做的检查解读

第五篇 微量元素和钙

第六篇 那些疾病之外的问题

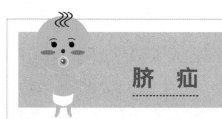

脐 疝

脐疝是由于部分小肠肠管突出肚脐周围组织薄弱部分形成的一个隆起，在宝宝哭闹时更加明显。脐疝是婴儿的常见疾病，但不会影响宝宝，也极少发生嵌顿，会随着宝宝年龄的增长（2岁之前）而逐渐自行闭合。

脐疝的病因是什么

宝宝在妈妈子宫内时，脐带通过胎儿的腹腔壁进入胎儿的身体，为胎儿提供血液。宝宝出生后剪断脐带，同时肚脐周围腹腔壁肌肉也开始正常闭合，如果这些肌肉没有完全闭合，就会导致宝宝腹腔内的肠管通过未闭合处向外突出，从而形成脐疝。由于宝宝哭闹时腹压增加，脐疝会变得更大或更加明显。

脐疝的症状有哪些

脐疝主要表现为宝宝的肚脐部位出现隆起的包块

有的脐疝包块很小，有的包块很大，宝宝哭闹、咳嗽或用力排便时，隆起更加明显，宝宝安静或平躺时就没有那么明显了，有时甚至看不到隆起。

家长需要做什么

脐疝多可以自行闭合，家长能做的就是等待和观察，不需要尝试用硬币压住肚脐避免脐疝的出现，帮助不大（因为是腹腔壁的肌肉没有闭合，外在的压力，如硬币压，是不能促进肌肉闭合的）。

什么情况需要带宝宝就医

如果家长觉得宝宝有脐疝，就需要就医。在极少的情况下，需要紧急地带宝宝看急诊，这些情况包括：

◇宝宝十分疼痛，表现为哭闹明显。

◇凸起的部位很硬，有红肿，或已经变了颜色。

◇凸起的部位不容易按回去，或一碰宝宝就哭闹不止。

医生会做什么检查

一般不需要做检查，医生根据家长叙述宝宝的情况及详细检查宝宝肚脐处就可以确诊，但有时会要求做腹部B超或CT检查，主要是为了排除并发症。

医生如何治疗

大多数情况下，脐疝不需要治疗，多在宝宝2岁之前自行闭合，所以医生一般建议家长等待。如果到了4岁脐疝还没有自行消失，为美观医生也会建议进行手术治疗。

如何预防脐疝

可能在子宫内时腹腔壁的肌肉发育就有问题了，所以很难预防。

脐疝的并发症有哪些

脐疝很少出现并发症，在极少的情况下，会出现突出的肠管被嵌顿，这种并发症会导致疼痛、呕吐，严重时可能会导致肠管坏死（嵌顿时间长时），需要紧急手术治疗。

第一篇 当您的宝宝生病时

第二篇 宝宝常见疾病

第三篇 疫苗接种

第四篇 宝宝常做的检查解读

第五篇 微量元素和钙

第六篇 那些疾病之外的问题

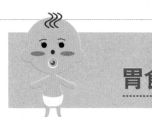

胃食管反流

在刚出生的头几个月，很多宝宝会出现呕奶或溢奶的现象，但如果宝宝没有任何不适，体重也有规律地增长，那很可能是由生理性的胃食管反流引起的。胃食管反流是指宝宝的胃内容物从胃内反流入食管或/和口腔，这种生理性的反流会随着宝宝年龄增长而好转，一般对宝宝也没有任何损害。但在一些情况下，如果反流比较严重，宝宝除溢奶外还有其他并发症，那就要称为胃食管反流病，也就是病理性的胃食管反流。

胃食管反流的病因是什么

食物或奶通过口腔，经过食管到达胃部，在食管和胃部的连接处有一组肌肉称为食管下括约肌（LES），可以阻挡胃内食物反流入食管。在婴儿刚出生的前几个月，由于食管下括约肌发育还不成熟及神经肌肉的协调性差，宝宝很容易出现呕奶或溢奶的表现，加上宝宝吃的奶是液体，躺着的时间比较多，所以更容易出现反流。随着宝宝年龄的增长，食管下括约肌逐渐成熟，神经肌肉功能协调性也变好，宝宝站立的时间增多，可以吃很多固体食物，反流现象也就越来越少。

胃食管反流病是由于食管下括约肌功能或/和结构异常，胃内容物（包括胃酸）更容易从胃反流入食管，胃酸可导致食管、口腔出现烧灼感而引起疼痛或不适，严重时引起反流性食管炎。

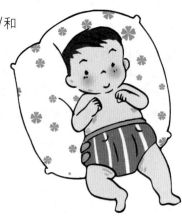

胃食管反流的症状有哪些

如果是生理性的胃食管反流，宝宝表现为单纯呕奶或溢奶，不会引起不适，体重也正常增长。如果反流严重，发生胃食管反流病，反流的胃酸刺激食管或口腔，就可能出现以下症状：

◇小的宝宝出现轻重程度不一的呕奶（多发生在吃奶后）、吐出的口水特别多、吃奶困难、弓背和哭闹、睡眠不好，有时会出现体重不增长，或类似肠绞痛的表现。

◇大的宝宝会说"烧心"（烧灼感）、吞食物时疼痛、胸疼和上腹部疼痛、声音嘶哑、呼吸有酸臭味、龋齿，也可出现体重不增长。

◇反复的呼吸道感染，哮喘发作。

◇食管损伤严重发生溃疡，出现呕血或/和便血。

家长需要做什么

家长可以尝试以下方法帮宝宝缓解胃食管反流：

◇喂养宝宝时，尽量让宝宝上半身和头高一些，每次喂完竖抱30分钟，依靠重力使胃内容流在胃内，并尽量不要摇晃宝宝。

◇喂奶过程中或喂奶后，经常给宝宝拍嗝。

◇可以少量多次地喂养宝宝，一次不要喂太多。

◇如果是母乳喂养的宝宝，妈妈可以尝试暂时禁食可能加重宝宝胃食管反流的食物，如牛奶、大豆和坚果。

◇小的宝宝睡觉时尽量采用仰卧位，可以把宝宝的床头垫高一些（大约30°），这样依靠重力食物就不容易反流上来。

第一篇 当您的宝宝生病时

第二篇 宝宝常见疾病

第三篇 疫苗接种

第四篇 宝宝常做的检查解读

第五篇 微量元素和钙

第六篇 那些疾病之外的问题

医生会做什么检查

如果考虑是生理性胃食管反流，一般不需要做检查。如果反流的症状严重，医生有时会建议做食管pH值动态监测（经鼻孔或口腔放置一根细细的管子到食管，另一端连监测设备检测酸碱度），有时医生也会要求做食管钡餐造影或食管内镜检查，确定食管的受损情况。

医生如何治疗

如果是生理性胃食管反流，或轻度的胃食管反流病，一般不需要特别治疗，用家庭治疗的方法就可以好转。有时反流的症状严重，医生也会给一些建议或开些药物治疗，在极少的情况可能需要手术治疗。

如果是配方奶喂养的宝宝，医生可能会建议把配方冲调得稠一些。如果是母乳喂养，可以往母乳里混些米粉一起喂宝宝。医生有时会开些抑制胃酸的药物及促进肠道动力的药。

如何预防胃食管反流

预防胃食管反流的方法与家庭治疗的方法类似，注意改变宝宝的体位及喂养方式。

胃食管反流的并发症有哪些

生理性胃食管反流和轻度的胃食管反流病一般不会有并发症，严重的胃食管反流会导致宝宝呼吸道的反复感染、哮喘的反复发作，有时也会导致宝宝体重不增长。

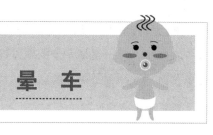

晕车

很多宝宝都有晕车的经历，晕车时会出现头晕、恶心、呕吐等症状。晕车多不严重，家长通过尝试一些方法可以缓解宝宝晕车的症状，但有时也可能需要给宝宝吃一些药来控制宝宝晕车。

晕车的病因是什么

目前研究认为晕车是由眼睛看到的与内耳的平衡系统传递到大脑的信息不一致引起的，如宝宝的眼睛反馈到大脑的信息是车在快速行驶，而内耳平衡系统却告诉大脑车根本没动，由于大脑收到不一致的信息就会导致宝宝晕车。宝宝过于紧张或兴奋会加重晕车的反应。

晕车的症状有哪些

大的宝宝会头晕、恶心、胃口差、出冷汗、乏力、呕吐，小的宝宝会表现为面色苍白、烦躁不安、打哈欠、哭吵、胃口差、呕吐。

家长需要做什么

◇尽量避免带宝宝坐车长途旅行。

◇建议宝宝尽量向前看，向窗外看，而不是看书或打游戏，也可尝试闭上眼睛。

◇打开一点车窗，以使车内有新鲜、流动的空气。

◇告诉宝宝尽量不要在意恶心的感受，让宝宝听音乐、唱歌或讲话。

◇避免脱水，如果宝宝出现呕吐，鼓励宝宝要多喝水。

第一篇 当您的宝宝生病时

第二篇 宝宝常见疾病

第三篇 疫苗接种

第四篇 宝宝常做的检查解读

第五篇 微量元素和钙

第六篇 那些疾病之外的问题

如果已经尝试上述方法后宝宝仍是晕车，建议家长在安全的地方停下车（再次强调下，一定是安全的地方停下车），然后让宝宝离开座位到车外，如果可以，就让宝宝闭上眼睛平躺几分钟，也可尝试着用毛巾冰敷宝宝的前额，对晕车是有帮助的。

什么情况需要带宝宝就医

一般情况下不需要带宝宝就医，但如果宝宝晕车反应严重，或宝宝没有坐车就出现类似晕车的症状，就要带宝宝及时就医。

医生会做什么检查

根据家长叙述的宝宝晕车情况就可以诊断，一般不需要做其他检查。

医生如何治疗

晕车多不严重，通过家长的护理后就会好转，但如果宝宝之前出现过晕车，家长又要坐车带宝宝长途旅行，医生会开一些晕车药给宝宝吃，这些药通常是抗过敏药。

如何预防晕车

家长需要做的也同样是预防晕车的方法。此外，可以买一些非处方的晕车药给宝宝吃，但之前一定要咨询药师这种晕车药宝宝能不能应用及如何应用。

晕车的并发症有哪些

一般情况下晕车是没有并发症的，但有时晕车造成的严重呕吐及宝宝胃口差可能会引起宝宝脱水。

第一篇
当您的宝宝生病时

第二篇
宝宝常见疾病

第三篇
疫苗接种

第四篇
宝宝常做的检查解读

第五篇
微量元素和钙

第六篇
那些疾病之外的问题

第 8 章

生殖系统、泌尿系统

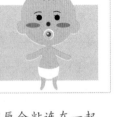

阴唇粘连

女宝宝的阴唇一般是分开的，但有些女宝宝的小阴唇会粘连在一起，有时部分粘连，有时已经完全粘连，造成部分或完全阻塞阴道口，通常发生在女婴或小的女宝宝身上。阴唇粘连一般不严重，而且大多数可以自行解除，但有时粘连严重就需要医生治疗。

阴唇粘连的病因是什么

阴唇粘连可能与女婴体内雌激素（来源于妈妈）逐渐下降有关，也可能与家长没有注意宝宝外阴局部卫生，阴唇区域受到刺激（如纸尿裤的刺激）或被感染有关。

阴唇粘连的症状有哪些

轻度的阴唇粘连一般没有症状，只在常规体检时才会发现。如果粘连严重，可能会出现排尿不畅，尿流是斜的或分叉，排尿疼痛，反复的泌尿道感染等症状；检查外阴时会发现阴唇完全粘连，已经看不到阴道口。

家长需要做什么

家长平时需注意宝宝外阴的卫生，注意观察女宝宝是否有阴唇粘连。

什么情况需要带宝宝就医

如果发现宝宝有阴唇粘连、排尿不畅或疼痛，就应及时带宝宝就医。

医生会做什么检查

医生仔细检查宝宝的外阴及阴唇情况就可以确诊，一般不需要做其他检查。如果怀疑宝宝有泌尿道感染，医生会建议做尿常规和尿培养检查。

医生如何治疗

如果只是轻度阴唇粘连，宝宝没有任何症状，通常不需要特别治疗。一般随着宝宝年龄的增长，特别是到青春期雌激素水平提高，粘连的阴唇会自行分开。

如果阴唇已经大部分或完全粘连，医生可能会建议在粘连的局部涂抹雌激素药膏，并连续使用一段时间，可以逐渐把粘连的阴唇分开。在极少的情况下，如果粘连很严重，医生可能要求手术治疗。

如何预防阴唇粘连

一般很难预防，家长要做的就是注意对宝宝外阴的护理。

阴唇粘连的并发症有哪些

一般很少出现并发症，严重粘连排尿不畅时，可能出现反复的泌尿道感染。

第一篇
当您的宝宝生病时

第二篇
宝宝常见疾病

第三篇
疫苗接种

第四篇
宝宝常做的检查解读

第五篇
微量元素和钙

第六篇
那些疾病之外的问题

包茎

刚出生时，大多数男宝宝包皮都比较长，会包裹住整个阴茎头部（龟头）。一般随着宝宝年龄的增长，最早2～3岁后包皮会自然分开，有时由于包皮口很紧，包皮不能上翻，称为包茎（包茎在婴幼儿时是正常现象）。包皮环切术（也称割包皮）是用外科手术帮助宝宝切除一部分过长的包皮，让阴茎头部露出来。在一些国家（如美国），由于宗教和社会原因，宝宝出生后就要接受包皮环切术，不过目前仍存在争议。在中国，宝宝出生后是不用切包皮的。

包茎的病因是什么

刚出生时，大多数男宝宝包皮都比较长，存在包茎现象。

包茎的症状有哪些

包皮完全包裹住阴茎头部，很难翻开。宝宝排尿时，包皮处有时会出现明显肿胀，像吹气球一样鼓起。如果包皮口过于狭小，可能会出现排尿不畅，一些尿液会集聚在包皮内，引起泌尿道感染。

家长需要做什么

男性婴幼儿大多存在包茎，随着年龄增长，包皮多会自行翻开，家长不需要特别处理，只需要帮宝宝清理尿布覆盖区域即可。有的家长担心包皮里面的分泌物（包皮垢）很脏，会对宝宝有不利影响，如果容易清理就清理一下，如果清理不到就不用清理了，因宝宝多是可以自行清理掉的。宝宝阴茎勃起时，包皮都会向后拉伸，在此后的几年里，会逐渐向后自然分开，那时清理起来就比较容易了。

235

家长要牢记：千万不要用力地帮宝宝翻包皮。如果用力拉扯包皮，可能会破坏龟头与包皮之间正常的组织粘连，受到刺激的包皮可能会肿胀，甚至形成瘢痕，导致更严重的粘连而形成永久包茎，也可能会导致出血或感染。

什么情况需要带宝宝就医

小的男宝宝有包茎是正常的生理现象，一般不需要带宝宝就医。在4岁左右，大约90%男宝宝的包皮会自然翻开，只是翻开的程度不同而已。当然，如果宝宝年龄大些（通常5~10岁），包皮还没有翻开的迹象，或宝宝排尿时包皮处肿胀，或出现排尿困难及反复泌尿道感染（见泌尿道感染章节）就要及时带宝宝就医。

医生会做什么检查

医生详细检查宝宝的阴茎及包皮情况就可以确诊，一般不需要做检查。

医生如何治疗

如果是小的宝宝，随着宝宝年龄的增长，包皮大多可以自行翻开，医生一般会建议等待，有时也会建议做包皮环切术，什么时候做、如何做，需要医生和家长商量后再确定。

如何预防包茎

大多数包茎是一种自然现象，不需要特别预防，也很难预防。

包茎的并发症有哪些

一般包茎很少发生并发症，有时包茎会引起反复的泌尿道感染，但即使出现泌尿道感染，也多是可以控制的。（见泌尿道感染章节。）

第一篇 当您的宝宝生病时

第二篇 宝宝常见疾病

第三篇 疫苗接种

第四篇 宝宝常做的检查解读

第五篇 微量元素和钙

第六篇 那些疾病之外的问题

隐睾（睾丸未降）

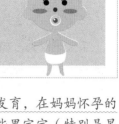

在胎儿发育的过程中，睾丸一直在胎儿的腹腔内发育，在妈妈怀孕的后期，睾丸才会逐渐下降到阴囊里。少数情况下，有些男宝宝（特别是早产的宝宝）一侧或双侧睾丸直到出生时还没有下降到阴囊里，就称为隐睾（睾丸未降）。由于大多数家长不会注意，并且一般没有症状，所以隐睾有时很难被发现，但如果发现隐睾就要引起足够重视，因为有可能会影响生育功能及增加宝宝成年后患睾丸癌的风险。

隐睾的病因是什么

目前隐睾的具体原因尚不清楚，可能与基因、母亲孕期的健康、外界环境等因素干扰了激素的水平、神经的功能有关。因为睾丸多在妈妈怀孕后期从宝宝腹腔下降至阴囊，所以早产儿容易发生隐睾。

隐睾的症状有哪些

如果出现双侧隐睾，宝宝的阴囊看起来会比较小；如果是一侧隐睾，双侧阴囊会看起来不对称，一侧大而另一侧小；触摸时阴囊内摸不到睾丸。

家长需注意，如果天气很冷，或宝宝激动、伤心时，睾丸有时会暂时消失。当然，在温暖的环境下，或宝宝情绪好转后，睾丸会重新返回阴囊，这种现象称为"睾丸回缩"。

家长需要做什么

家长在给宝宝换尿不湿或洗澡时（洗温水澡时更容易触及），可以检查一下宝宝的睾丸，如果总是摸不到睾丸，需要尽快带宝宝就医。如果家长对自己触摸睾丸没有把握，平时给宝宝做保健时可让医生触摸下睾丸。

什么情况需要带宝宝就医

如果怀疑宝宝有隐睾，就要及时带宝宝就医，通常需要看小儿外科或泌尿外科。

医生会做什么检查

医生会仔细检查宝宝的阴囊及睾丸情况，有时一次触摸不到可能会建议下次再检查，有时也会要求做影像学检查，如B超检查。

医生如何治疗

如果医生发现宝宝有隐睾，会要求做手术治疗，具体手术时间和手术方式由家长和医生商量后决定。

如何预防隐睾

因为原因目前尚不明确，所以还不能够预防。

隐睾的并发症有哪些

如果及时发现和经手术治疗，一般不会有并发症。如果没有及时治疗，可能会导致宝宝长大后不育，成人后患睾丸癌的风险增高。

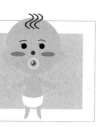

鞘膜积液

鞘膜积液是指阴囊内睾丸周围存在液体，可以引起阴囊肿胀，宝宝的一侧阴囊或双侧阴囊看起来比较大。鞘膜积液非常常见，也是引起宝宝阴囊肿大最常见的原因。鞘膜积液一般不会引起宝宝疼痛或不适，通常不需要治疗，并且多在出生后的1年内自行消失。

鞘膜积液的病因是什么

在睾丸从宝宝腹腔下降至阴囊的过程中，睾丸周围的鞘膜也一同下降至阴囊。当这条通路完全封闭时，可能会有一部分液体残留在鞘膜内，这种情况称为非交通性鞘膜积液；如果这条通路没有完全关闭，会有一部分液体从腹腔流入阴囊，这部分液体也可以从阴囊返流入腹腔，这种情况称为交通性鞘膜积液，交通性鞘膜积液通常伴随腹股沟疝。

鞘膜积液的症状有哪些

鞘膜积液的症状就是一侧或双侧阴囊出现肿胀，摸起来像注入水的气球，通常情况下不会引起宝宝疼痛或不适。

家长需要做什么

如果发现宝宝阴囊肿胀，需要带宝宝就医，查明肿胀原因。如果医生诊断是由鞘膜积液引起的，那家长就不需要做什么，因为鞘膜积液（特别是非交通性的）多在宝宝出生后的第1年内逐渐消失。

第一篇 当您的宝宝生病时

第二篇 宝宝常见疾病

第三篇 疫苗接种

第四篇 宝宝常做的检查解读

第五篇 微量元素和钙

第六篇 那些疾病之外的问题

什么情况需要带宝宝就医

如果发现宝宝阴囊肿胀，就需要带宝宝就医。如果医生诊断为鞘膜积液，但宝宝1岁大时鞘膜积液还没有消失，要带宝宝再次就医。

医生会做什么检查

医生会详细检查肿大的阴囊并做透光试验①，有时医生会要求做B超检查，以便更明确地诊断。

医生如何治疗

随着宝宝年龄赠大，鞘膜积液多会逐渐自行消失。如果宝宝1岁大时鞘膜积液还没有消失，或阴囊肿大明显，造成宝宝不适或疼痛，就需要外科手术治疗，具体手术时间和手术方式请家长与医生沟通。

如何预防鞘膜积液

很难预防鞘膜积液的发生。

鞘膜积液的并发症有哪些

鞘膜积液多在宝宝出生后的1年内逐渐消失，一般不会造成宝宝不适或疼痛，也不会影响生育功能，很少发生并发症，但鞘膜积液同时伴随腹股沟疝时，可能会发生严重的并发症（见腹股沟疝相关章节）。

---

①用电筒做透光试验可以诊断鞘膜积液，由于鞘膜积液囊内是液体，也是透光的，因此电筒照后，光线能透过囊肿，阴囊皮肤仍呈鲜红色，称为透光试验阳性。

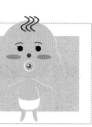

第一篇
当您的宝宝生病时

第二篇
宝宝常见疾病

第三篇
疫苗接种

第四篇
宝宝常做的检查解读

第五篇
微量元素和钙

第六篇
那些疾病之外的问题

腹股沟疝

在宝宝的腹股沟区域（腹部、大腿和生殖器之间的区域）出现一个小的隆起或包块，或阴囊出现肿胀，那宝宝可能就是腹股沟疝（俗称气蛋）。腹股沟疝通常见于男宝宝，偶尔女宝宝也会出现，通常不会引起宝宝疼痛或不适，但在很少的情况下，腹股沟疝可能会发生嵌顿，会引起宝宝呕吐、腹痛，并且造成严重后果。

腹股沟疝的病因是什么

在胎儿发育的过程中，男宝宝的睾丸一直在胎儿的腹腔内发育，在妈妈怀孕的后期，睾丸才会逐渐下降到阴囊里，随之下移的腹膜则形成鞘状突（腹腔内衬的腹膜自腹股沟向外有一袋形突出，称为腹膜鞘状突）。鞘状突随男孩的睾丸一同下降，出生前，鞘状突逐渐闭合，萎缩成纤维索，鞘膜腔与腹腔不再相通。若鞘状突未闭合，则鞘膜腔与腹腔仍保持相通，当腹压增高（宝宝咳嗽、哭闹、用力排便）时，腹腔内的脏器（如肠管）进入腹股沟区或阴囊部位，形成腹股沟疝。腹股沟疝在新生儿期即可发病，因为右侧睾丸下降比左侧略晚，鞘状突闭锁也较迟，故右侧腹股沟疝较多，腹股沟疝多会伴随鞘膜积液。

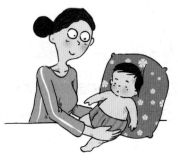

241

腹股沟疝的症状有哪些

★腹股沟区域或阴囊出现包块或隆起是腹股沟疝的主要表现

在宝宝腹股沟区域或阴囊出现可回纳的包块或隆起，当腹压增高（宝宝哭闹、咳嗽、排便或用力）时，肿块可出现或明显增大；在宝宝平卧、安静、睡觉时，肿块缩小或完全消失，一般不会引起宝宝疼痛或不适。

有时腹股沟疝可能发生嵌顿，通常发生在一阵剧烈哭闹、咳嗽后，腹股沟区域的包块突然增大、变硬，不能回纳并有触痛。因为嵌顿的疝内容物以肠管居多，所以嵌顿后可出现肠道梗阻的表现，如腹痛、腹胀、呕吐，症状情况称为嵌顿疝，需要紧急带宝宝就医处理。

家长需要做什么

家长平时应尽量减少宝宝哭闹或咳嗽，如果宝宝有便秘要及时治疗（见便秘相关章节），以减少腹压增高的机会。如果宝宝异常哭闹，家长要检查一下腹股沟区域和阴囊部位有无明显突出的肿块，以及肿块能不能回纳。

什么情况需要带宝宝就医

如果发现宝宝腹股沟区域或阴囊有包块，就要带宝宝就医，由医生确定是否为腹股沟疝。如果医生已经确诊宝宝是腹股沟疝，当宝宝出现哭闹不止、呕吐，肿块不能回纳、变大变硬等嵌顿疝的表现时，要紧急带宝宝就医。

医生会做什么检查

医生会仔细检查宝宝腹股沟区域或阴囊处包块的情况，有时也会做透光试验、局部B超检查，以确定肿块的性质及排除鞘膜积液的可能。

医生如何治疗

如果医生已经确诊是腹股沟疝，手术是治疗腹股沟疝的最好方法。腹股沟疝极少自愈，并且随着宝宝年龄的增长，疝块也会逐渐增大，可随时发生嵌顿，甚至危及生命。原则上讲，腹股沟疝确诊后就应该尽快手术，以免日后出现嵌顿，具体的手术时间和手术方式请家长同外科医生商定。

如何预防腹股沟疝

一般很难预防，宝宝在子宫内时可能已经出现鞘状突的缺陷。

腹股沟疝的并发症有哪些

腹股沟疝可能的并发症是发生嵌顿，出现嵌顿后并发感染，电解质紊乱，甚至休克，严重时会危及宝宝生命。

第一篇 当您的宝宝生病时

第二篇 宝宝常见疾病

第三篇 疫苗接种

第四篇 宝宝常做的检查解读

第五篇 微量元素和钙

第六篇 那些疾病之外的问题

243

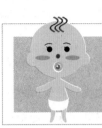

泌尿道感染

泌尿道感染是由细菌感染宝宝泌尿道（包括肾脏、输尿管、膀胱和尿道）引起的，其中以膀胱和/或尿道感染（下尿道感染）最常见。宝宝泌尿道感染非常常见，特别是女宝宝，由于尿道比较短，细菌更容易进入而造成泌尿道感染。泌尿道感染一般不严重，抗生素治疗后可以好转，但如果没有及时治疗，或反复地泌尿道感染，也会引起严重并发症。

泌尿道感染的病因是什么

当细菌上行进入宝宝尿道和膀胱时，就会引起尿道炎和膀胱炎；如果膀胱内的细菌再经输尿管上行至肾脏，就会引起肾盂肾炎。上行感染是引起泌尿道感染最常见的途径。对女宝宝来说，排便后，如果从后向前擦拭，就有可能将细菌从肛门处带到泌尿道引起感染。一般便秘和经常憋尿的宝宝更容易发生泌尿道感染，原因是积累的粪便会压迫尿道或黏液残留在尿道，造成膀胱不能排空、尿液残留。

泌尿道感染的症状有哪些

泌尿道感染的典型症状是尿频、尿急、尿痛

2~3岁的宝宝泌尿道感染的症状不典型，可能表现为发热、呕吐、食欲下降、体重不增长、易激惹、莫名烦躁。当小的宝宝出现发热，特别是没有其他症状时，要考虑泌尿道感染的可能。

大的宝宝除上述症状外，还会出现典型的泌尿道刺激症状，如尿频（不停去厕所）、尿痛（排尿时疼痛）、尿急（排尿很急，但每次只尿一点），尿液的外观及味道异常，下腹部及腰部疼痛，偶尔会出现尿血。

家长需要做什么

让宝宝多喝一些水，大量的水不但可以补充水分，预防脱水（泌尿道感染时发热、呕吐、胃口差可能会引起脱水），也可以帮助宝宝把泌尿道内的细菌冲出体外。如果宝宝出现发热或疼痛明显，可以给宝宝吃一些退热药，如布洛芬或对乙酰氨基酚，可以帮助退热和止疼。

什么情况需要带宝宝就医

如果宝宝出现上述泌尿道感染症状，家长就需要及时带宝宝就医，特别是小的宝宝莫名地反复发热，或尿液的颜色为红色或粉红色时。

医生会做什么检查

如果仅根据症状不能确定是否有泌尿道感染，医生会要求宝宝做尿液检查。小的宝宝留取尿液困难，医生会建议宝宝贴个尿袋留取尿液；对于大的宝宝，医生会建议留取中段尿[①]；有时医生也会建议给宝宝插个导尿管留取尿液。留取的尿液需要做尿常规分析和尿培养，做尿培养不但可以确定是否有泌尿道感染，还可以确定是哪种细菌感染，以便确定用哪种抗生素对抗这种致病菌，可以指导医生更合理和精确地应用抗生素。

医生会建议做B超检查，以确定泌尿道有无畸形；如果反复发生泌尿道感染，会要求做排泄性膀胱尿路造影，在这种测试中，放射科医生会将导管插入尿道，向膀胱内注射染料，然后用影像监测尿液的排泄情况，可以发现引起反复泌尿道感染最常见的异常——膀胱输尿管反流。

---

①宝宝先尿出一小段，目的是先冲走尿道口附近可能会污染样本的细菌，以免造成假阳性结果。

第一篇 当您的宝宝生病时

第二篇 宝宝常见疾病

第三篇 疫苗接种

第四篇 宝宝常做的检查解读

第五篇 微量元素和钙

第六篇 那些疾病之外的问题

医生如何治疗

医生一般会使用抗生素治疗，有时会根据尿常规结果（出结果快）经验性应用抗生素；有时会等待尿培养结果（出结果慢，一般要5天左右）出来后再应用抗生素或更换抗生素（根据培养结果和药物敏感试验）。抗生素一般口服即可，但当小的宝宝呕吐明显、发热严重或有脱水症状时，也会静脉应用抗生素及补液治疗。抗生素的疗程一般7～14天，当然有时会更长，并且家长要记住，如果医生已经开了抗生素，即使症状消失，也一定要按医嘱用足疗程，以免细菌感染出现反复。

如何预防泌尿道感染

多喝水、注意个人卫生有助于预防泌尿道感染

◇给女宝宝擦屁股时，要从前向后擦，而不是从后向前擦，以免肛门区域的细菌进入宝宝尿道；要教会大的宝宝如何正确擦屁股。

◇如果宝宝已经穿内裤，应尽量选择纯棉内裤，并且不要穿紧身牛仔裤，以便透气，保持外阴区域的干燥，因为潮湿有利于细菌的生长。

◇告诉宝宝不要憋尿，有尿意时就尽快去排尿，以免尿液储留过久，促使细菌大量生长。在晚上睡觉之前一定要排空膀胱。

◇如果宝宝有便秘问题就及时纠正（见便秘相关章节），以免大便压迫膀胱，造成膀胱排空困难而引起细菌生长。

◇让宝宝多喝些水，也可以让宝宝多吃蓝莓，因蓝莓中的植物营养素可以阻止细菌黏附在膀胱上，以减少感染的机会。

泌尿道感染的并发症有哪些

一般的泌尿道感染经过治疗后很少发生并发症。如果是反复或严重的泌尿道感染，可能会引起肾脏的损害，也可能会并发感染性休克。

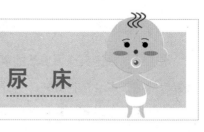

尿 床

　　尿床是宝宝成长过程中的常见问题之一，经常困扰着宝宝和家长。在宝宝刚接受独立上厕所训练时（一般2~4岁），夜间发生尿床是非常常见的。有一些宝宝由于白天玩得很累，所以夜间不容易醒来，以致偶尔尿床，也属于正常的现象。大部分尿床会随着宝宝年龄的增长而自行消失，但也要注意，有时尿床可能与一些疾病有关。

尿床的病因是什么

　　目前尿床的确切原因尚不清楚，但可能与以下因素有关：

　　◇如果父母小时候出现过尿床，则宝宝更容易尿床，说明可能与遗传有一定关系。

　　◇宝宝还没有学会很好地憋尿和排尿，大脑与膀胱之间的通信连接还没有完全建立。

　　◇宝宝的膀胱还小，不能容纳那么多尿液。

　　◇宝宝便秘，充满大便的肠道可能压迫、刺激膀胱排空，引起尿床。

　　◇潜在的疾病因素，如扁桃体或/和腺样体肿大阻塞呼吸道，可能会干扰睡眠的循环，也会干扰大脑与膀胱之间的信息沟通，从而导致尿床。

　　◇本来不尿床的宝宝遇到压力时可能会出现尿床的现象，如换了新学校宝宝不适应。

尿床的症状有哪些

　　在不应该尿床的年龄宝宝依然有尿床的现象。

第一篇　当您的宝宝生病时

第二篇　宝宝常见疾病

第三篇　疫苗接种

第四篇　宝宝常做的检查解读

第五篇　微量元素和钙

第六篇　那些疾病之外的问题

家长需要做什么

家长要把尿床当成很自然的事情，告诉宝宝不必内疚和害羞，并且尿床随着年龄增长多会自行好转。另外，告诉家中的其他宝宝不要嘲笑尿床的宝宝，注意千万不要责怪和惩罚宝宝，因为尿床不是宝宝的错。如果宝宝有一整夜不尿床，那就鼓励或奖励宝宝，即使尿床也要安慰宝宝，宝宝需要家长的支持。

家长可以在宝宝睡觉的地方放置隔尿垫，以免总是尿湿床垫和被褥。让宝宝白天多喝些水，晚上睡觉前尽量不要喝过多液体。注意睡觉之前要让宝宝去排小便。留个小夜灯，方便宝宝夜间去厕所。如果宝宝有便秘，就治疗和预防便秘（见便秘相关章节）。

什么情况需要带宝宝就医

◇尿床已经困扰宝宝和家长很长一段时间。

◇已经很久没有尿床的宝宝再次出现2次以上的尿床。

◇宝宝上小学之前还在尿床。

◇除尿床外，宝宝还有便秘，或打鼾，或经常口渴，或排尿时疼痛、尿的颜色是红色或粉红色。

医生会做什么检查

医生会详细和家长沟通宝宝尿床的情况并检查宝宝身体，有时会要求宝宝做尿液检查，以确定有无感染或糖尿病，有时也会要求做影像学的检查，如X线或B超等。

第一篇 当您的宝宝生病时

第二篇 宝宝常见疾病

第三篇 疫苗接种

第四篇 宝宝常做的检查解读

第五篇 微量元素和钙

第六篇 那些疾病之外的问题

医生如何治疗

尿床通常会随着宝宝年龄的增长，以及家庭治疗后自然消失，不需要特别治疗。如果发现尿床与一些疾病有关，如泌尿道感染，医生会进行抗生素治疗（见泌尿道感染相关章节）；如果发现与便秘有关，医生会治疗便秘（见便秘相关章节）；在极少的情况下，医生会用药物减少夜间尿液的产生，如果需要吃药的话，一定要听从医生的建议。

如何预防尿床

睡觉之前告诉宝宝：觉得想尿尿的时候，要起来尿尿，并且家长会待在身边陪着宝宝，如果需要帮助可以随时呼唤。此外，采取上述家庭治疗措施。

尿床的并发症有哪些

尿床是非常常见的事情，也多会随着宝宝年龄的增长而自然消失，一般不会出现并发症。如果经常尿床，可能会影响宝宝的心理，宝宝可能不愿意参加在外面过夜的集体活动。经常尿床的宝宝也可能会出现反复的尿布皮炎。

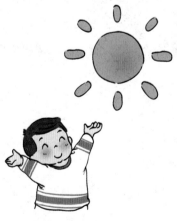

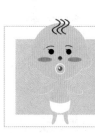

关节、骨骼和肌肉

髋关节脱位

髋关节脱位主要是由于髋臼、股骨头、关节囊、韧带和附近的肌肉发育不良或异常，从而导致髋关节窝不能包裹股骨的头部，引起髋关节松弛，半脱位或完全脱位。很多宝宝出生时就存在先天性髋关节脱位，小的宝宝脱位症状不明显，也很难发现，需要医生详细检查才能确定。

髋关节脱位的病因是什么

正常情况下，股骨的头部会待在髋关节的关节窝里，在出生时或出生后髋关节窝不够紧，不能很好地固定股骨的头部从而导致髋关节脱位。一般第一胎的宝宝、臀位产的宝宝更容易发生髋关节脱位。如果父母或兄弟姐妹有过髋关节脱位，宝宝也会容易发生髋关节脱位。女宝宝比男宝宝更容易发生髋关节脱位，发生比率约为4:1。此外，如果出生后襁褓裹得过紧，也可能会导致髋关节脱位。

髋关节脱位的症状有哪些

髋关节脱位可以为一侧脱位（左侧多见），也可以为双侧。新生宝宝髋关节脱位的症状不是很明显，比较容易观察到的是皮纹和会阴部的变化：臀部及大腿内侧皮纹不对称，患侧皮纹较健侧深陷，数目增加；女宝宝出现大

第一篇
当您的宝宝生病时

第二篇
宝宝常见疾病

第三篇
疫苗接种

第四篇
宝宝常做的检查解读

第五篇
微量元素和钙

第六篇
那些疾病之外的问题

阴唇不对称，患侧会阴部加宽；换尿不湿时可能发现一条腿的活动受限；两条腿不等长。随着宝宝长大，会发现宝宝的两条腿不等长，学习走路时出现跛行。

家长需要做什么

如果发现宝宝有上述症状，尤其是父母或宝宝的兄弟姐妹曾经出现过髋关节脱位，或宝宝是臀位产，在医生常规体检宝宝时一定要告诉医生。家长应注意，有腿纹不对症未必就一定是髋关节脱位，具体还是要由医生判断。

什么情况需要带宝宝就医

如果发现宝宝有上述髋关节脱位的症状，或者对宝宝的髋关节担忧，就要及时带宝宝就医。

医生会做什么检查

医生会详细检查宝宝的髋关节及双腿情况，有时医生会建议做影像学检查，如B超或X线检查。

医生如何治疗

确诊髋关节脱位的年龄不同，治疗方案也不同。6个月以下的宝宝一般需要穿一条骨盆固定带，从而促进髋关节的稳定和发育。如果固定带没有效果或宝宝已经6个月大，医生可能会建议用石膏固定，有时需要手术治疗。具体如何治疗，需要和骨科医生商量后确定。

如何预防髋关节脱位

一般在宝宝出生时髋关节脱位就发生了，很难预防，因此就需要及早发现，以便及时治疗。

髋关节脱位的并发症有哪些

未及时发现和治疗会导致宝宝走路跛行

如果没有及时发现和治疗，宝宝可能会出现两条腿不等长，走路时跛行。事实上，不是腿本身不等长，而是由于髋关节位置不对称。另外，由于脱位的关节不正常受力，可能会引起骨性关节炎，出现髋关节疼痛。

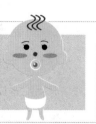

O型腿及X型腿

刚出生的宝宝看起来就是O型腿，也称罗圈腿，这是自然的生理弯曲，多随着宝宝年龄增长（1～2岁）而自行变直。在宝宝2～3岁，相反的问题又出现了，宝宝的腿形看起来有些内八字，也称外翻足或X型腿，这种状态要持续到宝宝8岁以后，宝宝的腿才会逐渐变直。这些状态多属于正常的下肢生理性弯曲，多不需要任何治疗。当然，如果宝宝的腿弯曲严重，或者只是一侧弯曲，还是要就医排除其他疾病的可能。

O型腿及X型腿的病因是什么

◇正常情况：胎儿还在子宫内时，随着生长，子宫内的空间越来越小，胎儿只能蜷缩，下肢同样受到挤压呈弯曲的姿势，所以宝宝刚出生时大腿经常是呈弓状弯曲的，也就是O型腿。在宝宝2～3岁时，由于内外膝部骨骼发育不同步，会出现膝外翻，也就是X型腿。

◇异常情况：在极少的情况下，是由疾病导致的，如佝偻病、关节炎、膝盖损伤、感染或肿瘤。

O型腿及X型腿的症状是什么

宝宝的腿看起来像O型或X型。

家长需要做什么

对于宝宝1岁之前的O型腿，及2～7岁的X型腿，多是正常的现象，家长不需要做什么。

第一篇 当您的宝宝生病时

第二篇 宝宝常见疾病

第三篇 疫苗接种

第四篇 宝宝常做的检查解读

第五篇 微量元素和钙

第六篇 那些疾病之外的问题

什么情况需要带宝宝就医

如果家长对宝宝的腿形有担忧，就要随时带宝宝看医生。在出现下述情况时，有可能是由疾病引起的，需要尽快带宝宝就医：

◇宝宝的腿弯曲严重，或只是一侧腿弯曲，而另一侧腿不弯曲。

◇宝宝2岁后O型腿没有好转，或者继续弯曲恶化。

◇宝宝7岁后X型腿没有好转，或者继续弯曲恶化。

◇腿弯曲严重，已经影响宝宝的站立或走路。

◇宝宝走路时出现跛行。

◇宝宝的身高比相同年龄、相同性别的人低很多。

医生会做什么检查

对于正常的O型腿及X型腿，一般不需要做特殊检查。如果医生怀疑宝宝腿型有异常，会要求做X线或其他检查。

医生如何治疗

正常的O型腿及X型腿多会自行好转，不需要特别治疗。如果医生发现有异常，可能会建议手术治疗，具体何时治疗或如何治疗请同医生商定。

如何预防O型腿及X型腿

多为正常现象，不需要特别预防。

O型腿及X型腿的并发症有哪些

正常的O型腿及X型腿多会自行好转，不会发生并发症，但如果是由其他疾病引起的，比如佝偻病，除了腿出现畸形外，也会出现其他骨骼的畸形。

第一篇 当您的宝宝生病时

第二篇 宝宝常见疾病

第三篇 疫苗接种

第四篇 宝宝常做的检查解读

第五篇 微量元素和钙

第六篇 那些疾病之外的问题

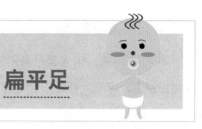

扁平足

很多宝宝刚出生时就有扁平足，这主要是由于足弓被厚厚的脂肪垫掩盖住了，一般2～3年内脂肪就会消失，足弓也会变得明显，所以对大多数婴幼儿而言，这只是一种暂时的、无疼痛的正常发育阶段。当然，有一些宝宝是因为足弓发育不良形成扁平足，并且扁平足的程度个体差异很大。

扁平足的病因是什么

很多宝宝刚出生时双足看起来就是扁平足，而且可能会持续一段时间，原因是小的宝宝足内侧有厚厚的脂肪垫，把足弓挡住了，看不出来。由于宝宝的骨头和关节比较灵活，站立的时候足弓受压变平，看起来像扁平足，把脚拿起来看，又可以看到足弓。大多数宝宝3岁左右足弓开始成形，但有很少的一部分宝宝是足弓本身发育不良或是患有其他一些疾病，会有程度不一的扁平足。

扁平足的症状有哪些

小的宝宝看起来没有足弓。大的宝宝除了看起来没有足弓外，有时走路显得笨拙，或者总说脚疼、脚踝疼或腿疼，尤其是在晚上疼痛明显。

家长需要做什么

3岁之前宝宝的扁平足多是正常的现象，家长不需要特别处理，能做的就是等待和观察。

什么情况需要带宝宝就医

如果5岁以后，宝宝看起来还没有足弓，或走路显得笨拙，总说脚疼、脚踝疼或腿疼，家长就需要带宝宝去骨科就医。

医生会做什么检查

医生会详细检查宝宝的双脚，有时会要求做影像学检查，如X线或MRI检查下宝宝的骨骼及足部的韧带情况。

医生如何治疗

对于足弓没有发育的宝宝，不需要特别治疗。如果与跟腱紧张有关，医生会建议通过特殊的伸展训练延长跟腱。如果是由骨骼疾病引起的，医生可能会建议矫形。

如何预防扁平足

一般很难预防。

扁平足的并发症有哪些

小的宝宝扁平足多是正常现象，年龄大些会有足弓。大的宝宝扁平足会出现脚疼、腿疼的表现，一般不会有严重的并发症。

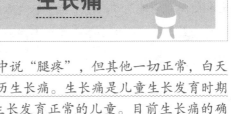

生长痛

很多宝宝在上床睡觉前或睡眠中说"腿疼",但其他一切正常,白天可以照常玩耍,那宝宝可能正在经历生长痛。生长痛是儿童生长发育时期特有的生理现象,多见于3~12岁生长发育正常的儿童。目前生长痛的确切原因尚不清楚,但宝宝确实存在疼痛,并且会困扰家长和宝宝。乐观的是,这种疼痛会随着宝宝年龄的增长而自行消失。

生长痛的病因是什么

目前生长痛的确切原因还不清楚。虽然叫生长痛,却与宝宝骨骼的生长没有关系,并没有证据说明正常的骨骼生长会导致疼痛。生长痛可能与宝宝的腿脚过度运动有关,如白天剧烈奔跑、蹦跳等。有时宝宝除腿疼外还会说头疼,可能与压力有关。

生长痛的症状有哪些

一般除腿疼之外无其他症状

宝宝一般说腿疼,位置通常是大腿上方和小腿背侧的肌肉(常常是大腿或小腿深部)区域,一般不是关节疼痛,常为双侧腿疼。除腿疼外,宝宝一切正常,疼痛部位局部无红肿。

疼痛通常在剧烈运动后的傍晚或上床入睡前出现,有时也在睡眠中出现,可以把宝宝疼醒,多在早上睡醒后消失。其实白天宝宝也可能疼痛,只是活动量比较大,就算感到不舒服,也可能因为专注于其他事物而不易察觉,等到夜里身心都已放松下来,才感知到疼痛。

257

家长需要做什么

白天让宝宝注意休息，并且尝试不同类型的活动，这样可以使宝宝的骨骼和肌肉均衡地活动，而不至于总是运用同一组骨骼或肌肉。宝宝说疼痛时尽量安抚宝宝，告诉宝宝疼痛会慢慢消失，可以以讲故事、放音乐的方式转移宝宝的注意力。

睡前给宝宝洗个温水澡，可以放松宝宝肌肉和缓解疼痛，或给宝宝按摩，或用毛巾蘸些温水热敷一下疼痛部位。可以给宝宝吃一些退热药，如对乙酰氨基酚或布洛芬，此类药物也有镇痛作用。

什么情况需要带宝宝就医

◇疼痛严重，或持续地疼痛。

◇疼痛部位出现红肿，有触疼，宝宝不让碰。

◇宝宝总是说关节部位疼痛，如膝关节或踝关节。

◇走路时出现跛行。

◇发热。

◇有外伤史，运动过程中受伤。

◇通过家庭治疗后疼痛没有好转，家长对宝宝疼痛担心。

医生会做什么检查

如果考虑是生长痛，通常不需要做特殊检查。当然，有时医生也会要求抽血和做X线检查，以排除由感染或骨折及其他原因引起的疼痛。

医生如何治疗

生长痛通常不需要特别治疗，但如果是由其他疾病引起的，会做出相应的治疗。

第三篇

疫苗接种

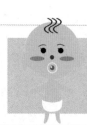

疫苗是给宝宝提前的保护

为什么要接种疫苗

接种疫苗是预防严重传染性疾病最直接的方法

接种疫苗是使宝宝免受严重传染性疾病侵袭最直接的方法，也是世界各国预防、控制传染病最主要的手段。我国从1978年开始实施免疫规划，通过普及儿童免疫来减少麻疹、百日咳、白喉、脊髓灰质炎、结核、破伤风等疾病的发生和由这些疾病导致的死亡。2000年我国实现了无脊髓灰质炎目标。实施乙肝疫苗接种后，5岁以下儿童的乙肝病毒表面抗原携带率从1992年的9.67%降至2014年的0.32%，乙脑、流脑等疾病的发病人数降至历史最低水平。

宝宝出生后可以从妈妈那里获得一定的抵抗传染病的能力，因此6个月以内的宝宝不容易患传染病。6个月以后，这种免疫力会减弱或消失，宝宝就很容易患上各种传染病。为提高宝宝抵抗传染病的能力，预防传染病的发生，需要有计划地按时接种疫苗，以保证宝宝的健康。

很多家长担心疫苗会对宝宝造成的不良反应，但是疫苗带来的好处远远大于可能造成的不良反应。接种疫苗是保护宝宝免受严重疾病侵袭最直接的途径，所以为了更好地保护宝宝，请按时给宝宝接种疫苗，这也是家长为宝宝做的最重要的事情之一。

疫苗如何保护宝宝

疫苗刺激机体产生抗体，从而起到保护作用

当病原微生物（细菌或病毒）侵犯宝宝时，免疫系统会发现这种微生物并产生抗体，从而起到抵抗感染的作用。疫苗是利用病原微生物及代谢产物，在减毒或灭活以后，可以刺激机体产生相应抗体，却不会感染导致发病。当宝宝再次接触这种微生物，免疫系统就会迅速产生更多抗体去杀灭微生物，从而有效保护宝宝。我们平时说的疫苗都是通过上述主动免疫（刺激免疫系统产生抗体，较持久）起作用的，如脊髓灰质炎疫苗、麻腮风疫苗；还有一类疫苗是通过被动免疫（从许多供体提取出的抗体，只能暂时免疫）起作用的，如乙肝免疫球蛋白（如果妈妈是乙肝表面抗原阳性，刚出生的宝宝就需要注射乙肝免疫球蛋白以抵抗乙肝病毒的感染）。

中国宝宝需要接种哪些疫苗

一类疫苗常规接种，二类疫苗自愿接种

目前，我国将疫苗分为两类：一类疫苗和二类疫苗。一类疫苗是指政府免费向公民提供，公民应当依照政府规定受种的疫苗，包括国家免疫规划确定的疫苗，省、自治区、直辖市人民政府在执行国家免疫规划时增加的疫苗，以及县级以上人民政府或者其卫生主管部门组织的应急接种或者群体性预防接种使用的疫苗。目前第一类疫苗以儿童常规免疫疫苗为主，包括乙肝疫苗、卡介苗、脊灰减毒活疫苗、无细胞百白破疫苗、白破疫苗、麻疹疫苗、麻腮风疫苗、甲肝疫苗、A群流脑疫苗、A+C群流脑疫苗和乙脑疫苗等。此外，还包括对重点人群接种的出血热疫苗和应急接种的炭疽疫苗、钩体疫苗。

二类疫苗是指由公民自费，并且自愿受种的其他疫苗，如水痘疫苗、流感疫苗、b型流感嗜血杆菌疫苗、肺炎球菌疫苗、轮状病毒疫苗、手足口病疫苗、伤寒Vi多糖疫苗、细菌性痢疾疫苗等。

第一篇 当您的宝宝生病时

第二篇 宝宝常见疾病

第三篇 疫苗接种

第四篇 宝宝常做的检查解读

第五篇 微量元素和钙

第六篇 那些疾病之外的问题

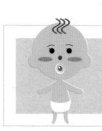

一类疫苗（免费疫苗）

卡介苗

卡介苗是预防结核病的疫苗

◇预防疾病：儿童结核病，特别是对危及儿童生命的结核性脑膜炎和粟粒性肺结核有较好的预防效果，可以大大降低病死率。

◇免疫程序：出生时接种一剂。

◇接种后效果：提高宝宝特异性免疫力，显著减少感染结核病的机会。

◇接种禁忌：患有结核、免疫缺陷、免疫功能低下，或正在接受免疫抑制剂治疗者。

◇接种后反应：接种后局部皮肤会鼓起一个小包，约半小时后消失；3周后，注射部位局部出现红肿并逐渐软化，形成白色脓疱，随后自行破裂流出一些分泌物；12周后结痂，留有一个稍凹陷的瘢痕，这是接种卡介苗后的正常反应，一般不需要特别处理，但要注意局部清洁，防止继发感染。有时接种后还会出现局部淋巴结轻微肿大（通常为接种一侧的腋下），一般不会超过10毫米，1~2个月消退，也属正常现象，不需要特别处理。

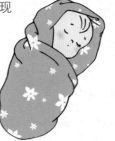

乙肝疫苗

乙肝疫苗是预防乙型病毒性肝炎的疫苗

◇预防疾病：乙型病毒性肝炎（乙肝），乙肝感染可引起慢性肝脏疾病，导致进行性肝硬化或者肝癌。乙肝疫苗可以预防宝宝感染乙肝病毒，从而预防严重疾病的发生。

◇免疫程序：全程接种3剂。第1剂在宝宝出生后的24小时内注射（0月龄），1月龄、6月龄分别接种其余两剂。

◇接种后效果：按免疫程序接种疫苗后，可以使宝宝有80%～100%的概率不患乙肝。一些研究证实，接种乙肝疫苗后保护效果可以达近20年。

◇接种禁忌：患急性疾病、严重慢性疾病、慢性疾病的急性发作期、发热者及以对酵母或疫苗中的任何成分过敏者。

◇接种后反应：接种乙肝疫苗很少发生不良反应，有很少的宝宝会出现低热、接种局部疼痛，多在24小时左右自行消失。

脊髓灰质炎疫苗

脊髓灰质炎疫苗是预防小儿麻痹症的疫苗

◇预防疾病：脊髓灰质炎（简称脊灰），是由脊灰病毒引起的传染病，多发生于儿童，故俗称为"小儿麻痹症"。感染者可能出现肢体麻痹，并且出现麻痹的病例多数留下跛行等终生残疾。脊髓灰质炎疫苗可以有效预防脊髓灰质炎的发生。

◇免疫程序：目前我国使用的脊灰疫苗主要有两种：口服脊灰减毒活疫苗（OPV）和注射脊灰病毒灭活疫苗（IPV）。过去的OPV免疫，免疫程序为2、3、4月龄各接种1剂次，4岁加强免疫；从2016年5月开始，我国脊髓灰质炎的免疫程序从全程接种OPV的免疫程序过渡至IPV/OPV序贯程序，即儿童首剂接种IPV，第2、3、4剂接种OPV。

第一篇 当您的宝宝生病时

第二篇 宝宝常见疾病

第三篇 疫苗接种

第四篇 宝宝常做的检查解读

第五篇 微量元素和钙

第六篇 那些疾病之外的问题

◇接种后效果：接种脊灰疫苗是预防脊髓灰质炎最有效的措施，全程接种脊灰疫苗后能产生持久免疫力。

◇接种禁忌：患有免疫缺陷病，或正在接受免疫抑制剂治疗，以及对疫苗成分过敏者。

◇接种后反应：OPV口服后一般无不良反应，很少的宝宝会出现发热、恶心、呕吐、腹泻、皮疹等全身反应，症状轻微，一般在3天内自行消退。与疫苗相关的脊髓灰质炎病例（VAPP）发生概率极低，主要发生在免疫缺陷者中。少数宝宝接种IPV后出现注射部位疼痛、红肿、有硬结等局部反应，或出现发热、烦躁、呕吐、腹泻、嗜睡、皮疹等全身反应，症状轻微，同样在3天内自行消退。

百白破疫苗和白破疫苗

百白破疫苗和白破疫苗是预防百日咳、白喉、破伤风的疫苗

◇预防疾病：百白破疫苗可预防百日咳、白喉、破伤风这三种疾病。百白破疫苗主要用于百白破全程免疫后的儿童加强免疫。百日咳是比较严重的呼吸道传染病，表现为痉挛性咳嗽，咳后有深长吸气尾声及呕吐，如果合并肺炎和脑病，可导致宝宝死亡，非常危险。白喉是具有高度传染性的疾病，主要是通过呼吸道飞沫传播，主要导致咽喉部充血肿胀，并形成白色的假膜，从而导致严重的呼吸问题或心力衰竭。破伤风是由细菌毒素引起的严重感染性疾病，会导致全身肌肉强制性痉挛、牙关紧闭，也会累及呼吸肌出现痉挛，从而危及生命。

◇免疫程序：接种4剂次，3月龄、4月龄、5月龄和18~24月龄各接种1剂次；白破疫苗在宝宝6岁大时接种1剂。

◇接种后效果：接种百白破疫苗是预防白喉、破伤风和百日咳最有效的途径，接种后患病率极低。

◇接种禁忌：已知对该疫苗的任何成分过敏者；患脑病、未控制的癫痫和其他进行性神经系统疾病者；注射百日咳、白喉、破伤风疫苗后发生神经系统反应者。

◇接种后反应：有很少的宝宝在注射部位可出现疼痛、局部红肿，也可出现轻度发热，均可自行缓解。

麻腮风和麻风疫苗

麻腮风疫苗和麻风疫苗是预防麻疹、腮腺炎、风疹的疫苗

◇预防疾病：麻腮风疫苗主要预防麻疹、腮腺炎和风疹这三种疾病，麻风疫苗主要是预防麻疹和风疹。麻疹是经呼吸道传播的高度传染性疾病，可使宝宝全身出现鲜红的点状皮疹、发热，也通常会引起咳嗽、流鼻涕的症状，严重时会导致并发症，如肺炎或脑炎。腮腺炎主要引起腮腺和局部淋巴结肿大，也会伴随发热和皮疹，有时会导致其他器官发炎和肿胀，如胰腺炎、睾丸炎和脑膜炎。风疹也称德国麻疹，会引起宝宝发热、局部淋巴结肿大、皮疹，如果怀孕的妇女感染风疹，胎儿可能会出现先天性风疹综合征，导致严重缺陷。

◇免疫程序：我国目前对儿童实施2剂次含麻疹成分疫苗免疫程序。8月龄接种1剂次麻风疫苗，18~24月龄接种1剂次麻腮风疫苗。

◇接种后效果：含麻疹成分疫苗免疫成功后可产生牢固的免疫力。

◇接种禁忌：已知对该疫苗中任何成分过敏者；曾患过敏性喉头水肿、过敏性休克、阿瑟氏反应[1]、过敏性紫癜、血小板减少性紫癜等严重过敏性疾病；有免疫缺陷、免疫功能低下或正在接受免疫抑制治疗；曾患或正患多发

---

[1]阿瑟氏反应也就是实验性局部过敏反应，是指在预防接种过程中，经过多次注射后，注射局部出现水肿、出血和坏死等剧烈炎症反应，此现象由阿瑟氏于1903年发现。

第一篇 当您的宝宝生病时

第二篇 宝宝常见疾病

第三篇 疫苗接种

第四篇 宝宝常做的检查解读

第五篇 微量元素和钙

第六篇 那些疾病之外的问题

性神经炎、格林巴利综合征、急性播散性脑脊髓炎、脑病、癫痫等严重神经系统疾病，或其他进行性神经系统疾病。

◇接种后反应：有很少的宝宝接种后可出现注射局部疼痛、红肿、硬结或中低度发热和皮疹，一般不需特殊处理，可自行缓解。接种后极少出现过敏性休克、过敏性紫癜或血小板减少性紫癜等严重不良反应。

乙脑疫苗

乙脑疫苗是预防流行性乙型脑炎的疫苗

◇预防疾病：流行性乙型脑炎（简称乙脑），是由乙脑病毒引起、经蚊虫传播的急性传染病，导致宝宝出现发热、头疼、恶心、呕吐，并可能有不同程度的意识障碍，严重时危及生命。

◇免疫程序：我国现行国家免疫规划程序为乙脑减毒活疫苗接种2剂次，8月龄和2周岁各接种1剂次；乙脑灭活疫苗接种4剂次，8月龄接种2剂次，2周岁和6周岁各接种1剂次。

◇接种后效果：接种乙脑疫苗后，可以刺激机体产生针对乙脑病毒的免疫力，从而有效预防乙脑。

◇接种禁忌：已知对疫苗中任何成分，包括辅料及抗生素过敏者；免疫缺陷、免疫功能低下，或正在接受免疫抑制治疗者；患脑病、未控制的癫痫和其他神经系统疾病者。

◇接种后反应：很少的宝宝会出现一过性发热反应，一般不超过2天，可自行缓解。偶有散在皮疹出现，一般不需特殊处理就自行消失。

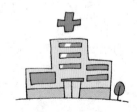

流脑A疫苗和流脑A+C疫苗

流脑A疫苗和流脑A+C疫苗是预防流行性脑脊髓膜炎的疫苗

◇预防疾病：流行性脑脊髓膜炎（简称流脑），这是由脑膜炎球菌感染中枢神经系统引起的疾病，主要表现为发热、剧烈头痛、呕吐、意识障碍，严重时会导致宝宝死亡，幸存者会出现智力障碍、听力受损等后遗症。

◇免疫程序：我国现行国家免疫规划程序为6～18月龄完成2剂A群脑膜炎球菌多糖疫苗，第1、2剂间隔3个月或以上。3岁和6岁各接种1剂A群C群脑膜炎球菌多糖疫苗，第3、4剂间隔3年或以上；第3剂与A群脑膜炎球菌多糖疫苗第2剂间隔1年或以上。

◇接种后效果：接种疫苗后，刺激机体产生免疫应答，可有效预防流行性脑脊髓膜炎。

◇接种禁忌：已知对该疫苗的任何成分过敏者，患脑病、未控制的癫痫和其他进行性神经系统疾病者。

◇接种后反应：注射部位可出现疼痛、局部红肿，也可出现轻度发热，均可自行缓解。罕见过敏性皮疹、休克、紫癜、血管神经性水肿、变态反应性神经炎等。

甲肝疫苗

甲肝疫苗是预防甲型病毒性肝炎的疫苗

◇预防疾病：甲型病毒性肝炎（甲肝），这是一种由甲型肝炎病毒（HAV）引起的急性肠道传染病，可使宝宝出现乏力、食欲不振、腹部疼痛或不适、黄疸等症状，导致成人患上更加严重的肝脏疾病，甚至肝功能衰竭。

◇免疫程序：目前甲肝疫苗有2种，即甲肝减毒活疫苗和甲肝灭活疫苗。甲肝减毒活疫苗接种1剂次，18月龄以上的宝宝接种1剂次；甲肝灭活疫苗接种2剂次，18月龄以上的宝宝接种第1剂次，间隔至少6个月以上接种第2剂次。

第一篇 当您的宝宝生病时

第二篇 宝宝常见疾病

第三篇 疫苗接种

第四篇 宝宝常做的检查解读

第五篇 微量元素和钙

第六篇 那些疾病之外的问题

◇接种后效果：研究资料显示甲肝疫苗接种后持久性超过10年。

◇接种禁忌：接种甲肝减毒活疫苗的禁忌包括身体不适、腋温超过37.5℃、患急性传染病或其他严重疾病者，免疫缺陷或接受免疫抑制剂治疗者，过敏性体质者。接种甲肝灭活疫苗的禁忌包括患有肝炎或其他严重疾病者、发热性疾病患者（考虑延迟接种）、已知对疫苗任何一种成分过敏者。

◇接种后反应：甲肝灭活疫苗和减毒活疫苗均具有良好的安全性。局部不良反应主要为接种部位一过性疼痛和瘙痒，少见红肿、硬结和化脓等严重反应。最常见的全身反应为发热，多在48小时内消失，无需治疗。

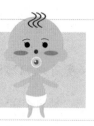

二类疫苗（自费疫苗）

水痘疫苗

水痘疫苗是预防水痘的疫苗

◇预防疾病：水痘，是由水痘-带状疱疹病毒感染引起的急性呼吸道传染病，主要表现为发热、伴随痒感的水疱样皮疹，严重时可以引起肺炎、脑炎及并发皮肤感染。接种水痘疫苗不仅能预防水痘，还能预防由水痘带状疱疹引起的并发症。

◇免疫程序：水痘减毒活疫苗的接种对象是1岁以上儿童，无水痘史的成人和青少年也可接种。水痘减毒活疫苗的接种程序一般是1~12岁儿童接种1剂次；13岁及以上儿童、青少年和成人接种2剂次，间隔6~10周。

◇接种后效果：水痘减毒活疫苗的免疫持久性较好，一般可持续20年以上。

◇接种禁忌：对疫苗中的任何成分过敏、患急性传染病或其他严重疾病者，免疫缺陷或接受免疫抑制剂治疗者。

◇接种后反应：接种疫苗后一般无反应，在接种18天内少数宝宝可有短暂一过性的发热或轻微皮疹，一般无需治疗会自行消退。

第一篇 当您的宝宝生病时

第二篇 宝宝常见疾病

第三篇 疫苗接种

第四篇 宝宝常做的检查解读

第五篇 微量元素和钙

第六篇 那些疾病之外的问题

b型流感嗜血杆菌疫苗（Hib疫苗）

Hib疫苗是预防b型流感嗜血杆菌感染的疫苗

◇预防疾病：由b型流感嗜血杆菌引起的多种侵袭性疾病，如脑膜炎、肺炎等，5岁以下宝宝比较容易受到感染，严重时会导致宝宝死亡。

◇接种程序：Hib疫苗适用于出生后2个月至5岁的婴幼儿。小于6月龄的婴儿接种3剂次，间隔1或2个月，第18个月可加强接种1剂次；6~12月龄的婴儿接种2剂次，间隔1或2个月，第18个月可加强接种1剂次；1~5岁的儿童只接种1剂次。

◇接种后效果：Hib疫苗免疫持久性较好，国外研究显示，婴幼儿接种Hib疫苗后，免疫力至少可以维持8年。

◇接种禁忌：急性严重发热性疾病患者应推迟接种，对疫苗中的任何成分过敏者不能接种。

◇接种后反应：较为常见的不良反应为发热，接种局部有红斑、肿块或硬结，一般在接种24~48小时后逐步减小或消失。

流感疫苗

流感疫苗是预防流行性感冒的疫苗

◇预防疾病：流行性感冒流感，是由流感病毒感染引起的呼吸道疾病，高发季节为每年11月份到次年3月份，高发人群为学龄及学龄前儿童。流感的表现与普通感冒类似，但会严重一些。接种流感疫苗是预防流感最直接的途径，可有效减少流感发生的概率，减轻流感症状，并可防止流感严重并发症（如肺炎、心肌炎、脑炎）的发生。

◇接种程序：接种最佳时机是每年的流感季节开始前。在我国，特别是北方地区，冬春两季是每年流感的流行季节，因此9、10月份是最佳接种时机，建议6个月以上的儿童每年都要接种。

◇接种后效果：接种疫苗后约2周人体就会产生抗体，当宝宝接触过流感病毒后，这些抗体会破坏流感病毒，从而保护宝宝免受流感病毒的侵扰。接种疫苗后，宝宝至少有50%的概率不会感染流感，就算是感染上流感，症状也会比没有接种过流感疫苗的宝宝轻。

◇接种禁忌：对流感疫苗中的成分过敏者。对鸡蛋严重过敏的宝宝也不能接种。

◇接种后反应：接种流感疫苗后可出现低烧、局部红肿等轻微症状，无需特殊处理。

肺炎疫苗

肺炎疫苗是预防肺炎球菌感染的疫苗

◇预防疾病：肺炎球菌感染宝宝后，可引起肺炎、脑膜炎和菌血症，肺炎疫苗主要预防由肺炎球菌引起的肺炎等侵袭性疾病。

◇接种程序：肺炎疫苗有7价、13价、23价[①]。目前国际上（包括中国香港和澳门）都是接种13价肺炎疫苗，但中国其他地区还没有13价肺炎疫苗，之前上市的有7价肺炎球菌结合疫苗和23价肺炎球菌多糖疫苗，目前已经没有7价肺炎疫苗。23价肺炎球菌多糖疫苗免疫程序为2岁或以上儿童及成人接种1剂，主要用于高危人群。

◇接种后效果：可以预防由肺炎球菌感染引起的侵袭性疾病，如肺炎、脑膜炎。

◇接种禁忌：急性发热性疾病患者，或慢性疾病发作期患者，应暂缓接种疫苗；具有严重的心脏病或肺功能障碍者也不宜接种。

◇接种后反应：最常见的不良反应是注射部位局部红肿，有时发热。

---

① "价"指的是肺炎球菌的亚型

第一篇 当您的宝宝生病时

第二篇 宝宝常见疾病

第三篇 疫苗接种

第四篇 宝宝常做的检查解读

第五篇 微量元素和钙

第六篇 那些疾病之外的问题

轮状病毒疫苗

轮状病毒疫苗是预防秋季腹泻的疫苗

◇预防疾病：轮状病毒感染后引起的腹泻，也称秋季腹泻，是寒冷季节造成宝宝腹泻最常见的原因，严重时可以引起脱水和营养不良，甚至危及生命。

◇接种程序：口服轮状病毒疫苗主要用于6个月到5岁的宝宝，6个月到3岁以下每年口服1次，3~5岁的孩子口服1次即可。另外，每年9月到次年1月是秋季腹泻流行的季节，所以每年8~10月接种该疫苗预防效果更好。国外的轮状病毒疫苗为2、4、6月龄大时接种3剂，一般建议6月龄大之前接种，超过8月龄就不需要接种了。

◇接种后效果：有效预防轮状病毒感染造成的腹泻。

◇接种禁忌：急性传染病或其他严重疾病患者，患有免疫缺陷和接受免疫抑制剂治疗者。

◇接种后反应：一般不发生不良反应，很少的宝宝会出现低热、呕吐、腹泻等轻微的一过性症状，不需要特别处理。

肠道病毒71型（EV71）灭活疫苗

EV71疫苗是预防手足口病的疫苗

◇预防疾病：肠道病毒71型（EV71）是人类肠道病毒的一种。EV71 感染可引起多种疾病，其中以手足口病最为常见。2007年以来，EV71感染相关手足口病在我国婴幼儿中持续流行，该病急性发作，一般症状较轻，以发热及手、足、口等部位出现斑丘疹或疱疹为主要特征，可伴有咳嗽、流鼻涕、食欲不振等症状。手足口病多在一周内痊愈，预后良好。少数病例(尤其小于3岁者)病情进展迅速，在发病1~5天出现脑膜炎、脑炎(以脑干脑炎最为凶险）、脑脊髓炎、肺水肿、循环障碍等并发症，极少数病例病情危重，可致死亡，存活病例后遗症发病率高。

◇接种程序：建议EV71疫苗接种对象为6月龄及以上的易感儿童，越早接种越好，鼓励在12月龄前完成接种程序，以便疫苗尽早发挥保护作用。基础免疫程序为2剂次，间隔1个月。对于5岁以上儿童，因感染EV71的可能性很小，不再推荐接种EV71灭活疫苗。目前有一些地区已经可以接种，家长可以咨询当地的预防接种单位。

◇接种后效果：对于EV71感染相关手足口病的保护效力在90%以上。

◇接种禁忌：患有血小板减少症或者出血性疾病者（肌肉注射本疫苗可能会引起注射部位出血）、正在接受免疫抑制治疗或免疫功能缺陷者（接种本疫苗产生的免疫应答可能会减弱）、未控制的癫痫患者和其他进行性神经系统疾病患者，应慎重考虑是否接种该疫苗。

◇接种后反应：常见局部反应为接种部位红、硬结、疼痛、肿胀、瘙痒等，以轻度为主，持续时间不超过3 天，可自行缓解。全身反应主要表现为发热、腹泻、食欲不振、恶心、呕吐、易激惹等，一般一过性好转。

五联疫苗

五联疫苗是多种疫苗联合起来使用的多价疫苗

五联疫苗包含了上述一类疫苗中的百白破疫苗、脊髓灰质炎疫苗，二类疫苗中的b型流感嗜血杆菌疫苗。五联疫苗国内（广州）的接种程序是2月龄、3月龄、4月龄及18月龄各接种1剂次；美国的接种程序为2月龄、4月龄、6月龄及15～18月龄各接种1剂次。

五联疫苗减少了多次分次接种疫苗的烦琐，也减少了宝宝多次注射（如分开打要接种3次）的痛苦，预防的疾病谱得以扩大，同时疫苗安全性也得到提升。

第一篇 当您的宝宝生病时

第二篇 宝宝常见疾病

第三篇 疫苗接种

第四篇 宝宝常做的检查解读

第五篇 微量元素和钙

第六篇 那些疾病之外的问题

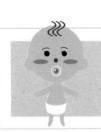

疫苗接种常见的问题

疫苗接种前需要做哪些准备

家长要咨询好哪里可以接种疫苗，大城市一般在社区卫生站及有资质的诊所，小的城市一般在当地疾病预防控制中心、街或镇卫生院；去之前，要弄清楚疫苗接种单位的具体上班时间。

接种前，给宝宝穿宽松、柔软的衣服，以便注射时暴露注射部位。注意，家长带齐预防接种证、健康体检手册，第一次去接种疫苗还要带宝宝的出生证、家长的身份证等证件。

付费疫苗需要接种吗

条件允许的话，二类疫苗也应尽量接种

中国疾病预防中心建议：在选择接种二类疫苗时，家长可以根据感染疾病的风险、家庭经济承受能力、孩子的身体情况等做出决定。家长在选择前，还应了解各种疫苗的特性、适应证及禁忌证，如孩子机体抵抗力较低、平时极易患病，在流感流行季节前，应选择接种流感疫苗。

我的意见是：如果经济条件允许，且宝宝没有接种付费疫苗的禁忌证，那就应该接种。虽然宝宝接种疫苗会疼痛或出现一些不良反应，但疫苗带来的好处远远大于这些。

事实上，一类疫苗和二类疫苗是国家的行政分类，而不是医学分类，它们都是预防疾病的有效手段。在不久的将来，相信我国政府会颁布新的儿童免疫接种程序及扩大国家免疫接种计划，到那时，一些二类疫苗就会变成一类疫苗，即付费疫苗会变成免费疫苗。

疫苗接种常见的反应有哪些

大多数疫苗是安全的，很少出现严重的不良反应，每个疫苗接种后的反应可能会不同，具体请参考上述的各个疫苗接种后的反应。接种疫苗后的轻度反应包括：

◇疼痛和烦躁：大多数宝宝接种疫苗后会疼痛，接种的疫苗也会刺激皮肤或导致肌肉疼痛，导致的疼痛持续几小时到几天。宝宝会莫名烦躁，有时还会哭闹。

◇发热：通常为低热，很少超过38℃，个别会出现1~2天的高热。

◇注射部位红肿、疼痛，注射部位的包块持续不退：有的宝宝注射点出现轻微的红肿、疼痛，有时也会形成一个小的包块，但对宝宝没什么坏处，通常在1~2个月后消失。在极少的情况下，注射疫苗的那条胳膊或腿会出现严重红肿，这可能是由于疫苗成分的刺激，也可能是局部的过敏反应。

◇皮疹：有的宝宝注射水痘或麻风腮疫苗大约一周后会出现皮疹，这也是正常的疫苗反应，不会造成传染。

接种疫苗后的严重反应极少，包括强烈神经系统反应（如抽搐）、脑部发炎肿胀（脑炎）或强烈过敏反应（过敏性休克）。过敏反应通常发生在接种疫苗后的数分钟至数小时，如果是在接种单位发生，会得到及时救治；如果在接种单位外发生，请及时拨打急救电话120。

家长如何对待疫苗接种后的反应

接种部位出现红肿及疼痛，一般2~3天可以恢复，如果宝宝觉得不适或疼痛可以口服退热药（对乙酰氨基酚或布洛芬）缓解。低热多数持续1~2天，后自行消退，不需要特别处理。

在极少的情况下，如果体温超过38.5℃，可以服用退热药；散在型皮疹，一般在接种后出现，出疹时间1~2天，不需要做特殊处理；食欲下降和轻微腹泻，一般2~3天内恢复，可以多喝水或补充口服补液盐。

第一篇 当您的宝宝生病时

第二篇 宝宝常见疾病

第三篇 疫苗接种

第四篇 宝宝常做的检查解读

第五篇 微量元素和钙

第六篇 那些疾病之外的问题

什么情况不能给宝宝接种疫苗

暂时不能接种的情况包括:

◇早产儿（尤其孕周小于30周的早产儿）及出生体重小于1500克的新生儿容易有很多并发症,可以在并发症控制后及体重达标后再接种。

◇正在发热,或肺炎、哮喘急性发作、手足口病等疾病的发生阶段,可待这些疾病痊愈后再接种疫苗。

◇如果宝宝最近输过血或用过免疫球蛋白,比如6周内注射过免疫球蛋白,应该推迟麻腮风和水痘疫苗的接种,因为血制品尤其丙种球蛋白会干扰体内主动免疫的建立,抑制特异性抗体的产生,影响免疫效果。

绝对不能接种的情况（禁忌）包括:

◇严重的过敏反应:如果宝宝之前接种某种疫苗后出现过严重的过敏反应,比如严重的荨麻疹、血管神经性水肿,喉头水肿,呼吸困难,甚至休克,或宝宝是严重的过敏体质,对疫苗中的一些成分严重过敏。

◇免疫抑制和免疫缺陷:患有白血病、淋巴瘤等疾病的宝宝（因疾病本身或化疗导致免疫抑制）不能接种活疫苗。免疫抑制的宝宝并非不能接种灭活疫苗,但可能对疫苗的反应很差,即使接种也不会获得满意的免疫保护。先天性免疫缺陷和艾滋病（获得性免疫缺陷综合征）不能接种减毒活疫苗。

◇各疫苗接种的禁忌请参考相关章节。

什么情况下不必推迟接种疫苗

以下情况不必推迟接种疫苗:

◇宝宝正在患或最近患某些轻度疾病,比如轻微感冒、咳嗽或腹泻,轻中度湿疹（除非注射部位有严重的湿疹才需要暂缓接种）。

◇先天性心脏病,比如房间隔缺损,室间隔缺损,只要没有合并严重的并发症,都应该按时接种疫苗,这样可以更好地保护宝宝,以减少严重感染的机会从而维持肺和心脏的功能。

◇宝宝正在用或最近应用抗生素，或在雾化吸入激素。抗生素治疗不会影响宝宝接种疫苗后的正常免疫反应，不会影响疫苗接种效果，不需要因此推迟接种；雾化吸入激素也不应推迟疫苗接种。

◇宝宝上次接种疫苗只是出现轻度的不良反应。

接种疫苗后为什么要留观30分钟才能离开

留观30分钟是为了防治宝宝发生严重过敏反应

接种疫苗后，极少数宝宝可能会出现严重过敏反应。过敏性休克大多发生在接种后30分钟内，发生过敏性休克后，如果不在医务人员监护范围之内就容易发生生命危险，所以接种现场必须配有医生和急救药品，留观30分钟主要是为了防止发生意外。如果家长发现宝宝可能发生了不良反应，应该及时告诉医生或预防接种人员。

接种疫苗后，为什么要多喝水

接种疫苗，可以理解为让宝宝经历一次轻微的患病过程，从而产生针对这一疾病的抵抗力。接种疫苗后的常见反应，也就是宝宝和疾病作斗争的一个过程，就像宝宝得病了，多喝水有助于达到良好的体液平衡，可以帮助宝宝抵抗疾病。

接种疫苗前后有哪些注意事项

接种疫苗前后，要避免带宝宝到人员密集的场所（商场、游乐场、饭馆等），以减少接种时期的交叉感染。接种疫苗后的短暂时间内，宝宝抵抗力低，如果到了人员密集的场所，由于空气流动性差，容易继发感染其他疾病，家长需要重视。

第一篇 当您的宝宝生病时

第二篇 宝宝常见疾病

第三篇 疫苗接种

第四篇 宝宝常做的检查解读

第五篇 微量元素和钙

第六篇 那些疾病之外的问题

为什么有的疫苗只接种1剂，有的却接种多剂

根据各种疫苗免疫程序，有的疫苗需要接种1剂，如卡介苗，有的疫苗需要接种2~4剂，如乙肝疫苗、甲肝疫苗、百白破联合疫苗、麻腮风疫苗等。原因是每种疫苗在上市之前，都要经过科学、严格的临床试验，得出接种几剂、多大剂量、间隔多长时间可以达到最佳免疫效果的结论。因此，家长应按照免疫程序按时带孩子接种疫苗。需要多次接种的疫苗，最好每次接种都选用同一品牌的疫苗，以获得最佳的免疫保护效果。

为什么要按免疫程序接种疫苗

不同的疫苗有不同的免疫程序，这是根据临床试验和多年科学实践而制定的。如乙肝疫苗、百白破疫苗、脊髓灰质疫苗等至少需要完成3剂接种才能使儿童产生足够的免疫力。随着年龄的增长，儿童体内原有通过接种疫苗获得的免疫力也会逐渐下降，因此，有些疫苗还要注射，以进行加强免疫。

接种疫苗后就一定不患相应疾病了吗

接种疫苗是预防和控制传染病最经济、最有效的手段，但成功率并非100%，多数疫苗的保护率大于80%。由于受种者个体的特殊原因，如免疫应答能力低下等因素，可导致接种后免疫失败。此外，有时疫苗只能预防一部分疾病，但病毒和细菌有很多种类，如除轮状病毒外，其他病毒也会引起腹泻，除肺炎链球菌外，其他细菌或支原体也会引起肺炎。但大量的研究证明，即使接种疫苗后发病，相对于不接种疫苗者，罹患疾病的症状也会轻很多。

为什么有的疫苗宝宝出生后就要及时接种

卡介苗和乙肝疫苗需要宝宝出生后就及时接种

宝宝出生后接种的2个疫苗是卡介苗和乙肝疫苗。接种卡介苗后能使机体对结核杆菌产生特异性的免疫力，可阻止结核杆菌在人体内的繁殖和散播。世界卫生组织建议，在结核病高、中等流行地区，新生儿应尽早接种卡介苗。我国的免疫程序是新生儿出生时接种1剂卡介苗。我国大多数乙肝病毒表面抗原携带者来源于母婴垂直传播及儿童早期的感染，因为新生儿对乙肝病毒无免疫力，而且免疫功能尚不健全，一旦感染了乙肝病毒，则易成为乙肝病毒表面抗原携带者。1岁以下的婴儿感染乙肝病毒后，将有90%以上的人会变成慢性乙肝病毒表面抗原携带者。由此可见，新生儿预防乙肝尤为重要，所有的新生儿都应当在出生后24小时内接种第1剂乙肝疫苗，并按照0、1、6月龄的免疫程序，完成3剂乙肝疫苗的全程接种。

对鸡蛋过敏的宝宝能接种麻疹疫苗吗

轻微过敏可以接种，严重过敏则不可以

麻疹疫苗，包括麻风疫苗、麻腮风疫苗，都属于减毒活疫苗，是通过鸡胚细胞培养制作的，所以纯化后的疫苗可能还会含有极微量的鸡胚蛋白成分，是引起过敏反应的风险所在。随着疫苗纯化技术的改进，引起过敏反应的风险已经大大降低。如果吃鸡蛋后只是轻微的过敏，如只是口唇周围起皮疹，宝宝仍然可以接种麻疹疫苗，但家长要告知医生宝宝吃鸡蛋后存在过敏的情况。如果宝宝吃鸡蛋后发生严重的过敏，如过敏性休克、呼吸困难、血管神经性水肿等，那家长就更要告诉医生，以便医生综合判断宝宝能否接种麻疹疫苗。

第一篇 当您的宝宝生病时

第二篇 宝宝常见疾病

第三篇 疫苗接种

第四篇 宝宝常做的检查解读

第五篇 微量元素和钙

第六篇 那些疾病之外的问题

灭活疫苗和减毒疫苗有什么不同

★灭活疫苗是由被杀死的完整病原体制成的

早期应用的疫苗主要是灭活疫苗，它是用物理或化学方法将具有感染性的完整病原体杀死，使其失去致病力而保留抗原性，接种后可以刺激机体产生针对其抗原的免疫应答，从而达到预防该病原体感染的目的。乙脑灭活疫苗、灭活的甲肝疫苗都属于灭活疫苗。灭活疫苗的优点是就算接种于免疫缺陷者也不会造成感染，接种后宝宝不会有感染该病原体造成疾病的风险；缺点是灭活疫苗需要多次接种，通常需要接种第2剂或第3剂后才能产生更多的保护性抗体，并且灭活疫苗诱导的抗体滴度会随着时间而下降，因此灭活疫苗需要定期加强接种才可以提高和增强抗体滴度。

★减毒疫苗是由降低了毒力的活病原体制成的

减毒疫苗是通过人工的方法，将病原体的毒力降低到足以使机体产生模拟自然感染而发生隐性感染，诱发理想的免疫应答而不产生临床症状的疫苗。卡介苗是最经典的减毒活疫苗。减毒疫苗是目前免疫接种中使用最多的一大类疫苗，比如卡介苗、口服的脊髓灰质炎减毒疫苗、甲肝减毒活疫苗等。减毒疫苗最大的优点就是可以诱发机体全面、稳定、持久的免疫应答，一般接种1剂就可以达到预防效果；不足之处是不能用于免疫功能缺陷或低下的宝宝，因为减毒疫苗有一定的致病性，可能会诱发严重疾病。

第四篇

宝宝常做的

检查解读

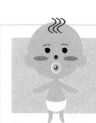

血常规检查（全血细胞计数）

什么是血常规检查

血常规是检查血液中基本细胞成分的方法

血常规检查包括红细胞计数、血红蛋白检验、白细胞计数和白细胞分类计数、血小板计数。通过观察细胞数目和形态，判断宝宝是否患某些疾病，如感染、贫血、出血问题（血小板减少造成的）及血液系统肿瘤（白血病、再生障碍性贫血）。

什么情况需要做血常规检查

◆常规体检。

◇怀疑宝宝有贫血时。

◇宝宝有莫名出血时，如皮下出血点、流鼻血或牙龈出血，并且出血时间久、很难止住。

◇宝宝有感染时，感染时通常有发热。

◇需排除血液系统疾病，如白血病、再生障碍性贫血。（血液系统疾病通常有反复感染和莫名出血。）

如何做血常规检查

抽血或采取指尖血（扎手指），然后将血液标本送到实验室检测。

第一篇 当您的宝宝生病时

第二篇 宝宝常见疾病

第三篇 疫苗接种

第四篇 宝宝常做的检查解读

第五篇 微量元素和钙

第六篇 那些疾病之外的问题

如何读懂血常规检查

血常规中各项正常参考值在化验单上都有注明，检查结果除有数字外，还有"↑"和"↓"符号表示比正常参考值升高或降低。血常规报告内容虽多，但主要看白细胞、白细胞分类、红细胞、血红蛋白、血小板的数值结果。

★白细胞是免疫系统最重要的组成部分

白细胞可以抵御感染，分为中性粒细胞、淋巴细胞、单核细胞、嗜酸性粒细胞、嗜碱性粒细胞等几种。

新生儿的白细胞计数会高一些，白细胞数为（15~20）×109/升，然后逐渐下降，6~24个月的宝宝白细胞数维持在10×109/升左右，8岁以后接近成人水平，即(4~10)×109/升。白细胞分类也会有变化，刚出生时是中性粒细胞占的比例高，之后随着白细胞的下降，4~6天时中性粒细胞和淋巴细胞的比例相等，此后淋巴细胞的比例会高于中性粒细胞，而4~6岁时中性粒细胞与淋巴细胞比例又相等，此后又以中性粒细胞为主。

细胞的各种变化分别具有不同的意义：

◇白细胞升高：多见于急性感染或炎症，尤其多见于细菌感染。增高的程度与细菌种类、感染部位和程度，以及宝宝自身反应有关。在极少情况下，异常增高可能是白血病，如粒细胞白血病。

◇白细胞降低：多见于病毒感染，有时某些药物也会引起白细胞降低，如退热镇痛药、抗肿瘤药。在极少情况下，白细胞降低可能是由于粒细胞减少症、再生障碍性贫血。

◇中性粒细胞升高或降低：白细胞分类以中性粒细胞为主，所以中性粒细胞增多或减少与白细胞增多或减少密切相关，并具有相同意义。

◇淋巴细胞增多：儿童淋巴细胞较高，新生儿淋巴细胞约占35%，粒细胞占65%；4~6天时，淋巴细胞可达50%，两种细胞大致相等；4~6岁时，淋巴细胞比例降低，粒细胞比例增加，逐渐达到成人水平。所以，宝宝出生后6天到4岁之间淋巴细胞会生理性升高。除生理性升高外，宝宝遭遇病毒感染时，也会引起淋巴细胞升高。

◇淋巴细胞减少：见于免疫缺陷病，或应用糖皮质激素治疗，或使用抗肿瘤药物。

◇单核细胞增多或减少：增多多见于某些感染性疾病，如传染性单核细胞增多症，减少一般无明显意义。

◇嗜酸性粒细胞增多：多见于过敏性疾病，如支气管炎哮喘、荨麻疹、过敏性鼻炎等，可呈轻度或中度升高。寄生虫感染时，也可以引起嗜酸性粒细胞升高。

★红细胞是血液运送氧气最主要的媒介

红细胞的主要功能是作为呼吸载体从肺部携带氧气并输送至全身的组织，并将组织中代谢的二氧化碳运送到肺部而呼出体外，这个功能是通过其中的血红蛋白来完成的。

◇红细胞及血红蛋白减少：主要见于各种贫血，如缺铁性贫血、叶酸或/及维生素B12缺乏导致的巨幼红细胞贫血、地中海贫血[①]。在极少情况下，再生障碍性贫血也会导致贫血。

★血小板在止血过程中发挥重要作用

血小板是协助血液凝固的。正常的止血机制有赖于完整的血管壁、有效的血小板，以及凝血系统和纤溶系统之间的平衡。

◇血小板增多：多见于急性感染、急性溶血、原发性血小板增多症。

◇血小板减少：多见于上呼吸道感染、原发性血小板减少性紫癜，急性白血病或再生障碍性贫血。

---

①地中海贫血在长江以南，广东、海南、四川等省和广西壮族自治区发病率较高，是一种遗传性溶血性贫血。

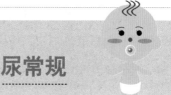

第一篇
当您的宝宝生病时

第二篇
宝宝常见疾病

第三篇
疫苗接种

第四篇
宝宝常做的检查解读

第五篇
微量元素和钙

第六篇
那些疾病之外的问题

尿常规

什么是尿常规检查

尿常规主要用于泌尿系统疾病的诊断

尿液是血液经肾脏过滤和重吸收后排泄的终末代谢废物。尿液的组成和性状可以反映机体的代谢状况，主要用于泌尿系统疾病的诊断，对其他疾病诊断也有帮助。尿常规检查主要包括尿液的外观、气味、比重、酸碱度，尿蛋白、尿糖、尿酮体、尿胆红素、尿胆原，细胞、管型、结晶等。

什么情况需做尿常规检查

◇需了解泌尿系统的情况，如泌尿道的感染、肾炎、结石等，其中怀疑泌尿道感染是做尿常规检查最常见的原因。

◇协助诊断其他系统疾病，如黄疸时检查尿三胆，糖尿病时检查尿糖。

如何做尿常规检查

小的宝宝贴尿袋，大的宝宝留取中段尿

小的宝宝不太容易做尿常规检查，因为不能配合排尿，有时很难留到尿液。医生会建议消毒外阴后贴尿袋留取尿液。对于大的宝宝，可留取中段尿（宝宝先尿出一小段，冲走尿道口附近可能会污染样本的细菌，以免造成假阳性的结果）。

虽然贴尿袋留尿和留取中段尿方便，对宝宝没有任何损伤，但留取的尿

液仍非常容易受到污染，所以有时医生会建议给宝宝插个导尿管，这是一种相对无菌的收集尿液的方法。插导尿管留尿，样本不容易受到皮肤正常细菌的污染，但对宝宝可能有一定的创伤，所以很多家长不同意做此检查。

如何读懂尿常规检查

◇白细胞：尿液中有大量白细胞，多提示有泌尿系统感染，如尿道炎、膀胱炎、肾盂肾炎。

◇红细胞：尿液中有红细胞，多提示有肾小球肾炎、急进性肾炎、急性膀胱炎、肾脏结石等。

◇尿蛋白：尿液中有蛋白，多提示有肾脏疾病。有时肾脏外的疾病也会导致蛋白尿。

◇尿糖：尿糖阳性伴血糖升高，要考虑糖尿病。

◇尿酮体：宝宝高热、严重呕吐、腹泻时，因糖代谢障碍而导致有尿酮体，有时也可能是糖尿病性酮尿。

◇尿胆红素和尿胆原：一些黄疸性疾病可出现尿胆红素及尿胆原阳性。

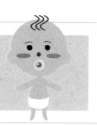

尿培养

什么是尿培养

尿培养是诊断泌尿道感染的主要依据

尿培养是取宝宝的尿液做细菌培养，是诊断宝宝泌尿道感染最主要的依据。尿培养不但可以确定宝宝有无泌尿道感染，也可以知道是哪种细菌引起的，并确定哪种药物对这种细菌敏感，从而指导医生用药。

什么情况需要做尿培养

◇宝宝只表现为发热而没有其他症状时，医生可能会要求做尿培养。

◇有典型的泌尿道感染症状时，如尿痛、尿急、尿频。

◇尿常规检查中有很多白细胞。

如何做尿培养

方法同尿常规。留取尿液标本后，会尽快送实验室进行细菌培养及药物敏感试验。放置时间不宜超过 1 小时，否则细菌增多，会出现假阳性。

如何解读尿培养结果

中段尿培养菌落数＞100000个/毫升可以确诊有泌尿道感染，菌落数＞1000个/毫升一般认为是正常的，1000~100000个/毫升为可疑，需重新检查。

尿培养结果可以确定引起感染的细菌种类，并且药敏试验可以发现哪种抗生素对这种细菌敏感。

第一篇 当您的宝宝生病时

第二篇 宝宝常见疾病

第三篇 疫苗接种

第四篇 宝宝常做的检查解读

第五篇 微量元素和钙

第六篇 那些疾病之外的问题

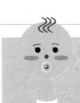

大便常规检查

什么是大便常规检查

大便常规检查可以诊断消化道细菌或寄生虫感染

大便是食物在体内消化后的最终产物。大便常规检查可以帮助诊断消化道有无细菌或寄生虫感染，并对诊断肝脏、胆囊疾病有重要的参考价值。大便常规检查主要包括大便的颜色、性状、白细胞、红细胞、寄生虫和寄生虫卵、粪便隐血试验等。

什么情况需做大便常规检查

◇怀疑宝宝有急性、慢性腹泻（如肠炎、细菌性痢疾）时，大便常规是必须检查项目。

◇怀疑宝宝有肠道寄生虫病，如蛲虫病、蛔虫病时，需做大便常规检查。

如何做大便常规检查

用干燥、洁净的容器留取新鲜的大便标本，不能混有尿液。如果大便看起来有脓血，最好取有脓血黏液的部分送实验室检测。

做粪便隐血试验前，应让宝宝暂时吃三天素食。如果在服用铁剂、维生素C，应先暂停，否则容易出现假阳性结果（没有便血，却做出阳性结果）。

第一篇 当您的宝宝生病时

第二篇 宝宝常见疾病

第三篇 疫苗接种

第四篇 宝宝常做的检查解读

第五篇 微量元素和钙

第六篇 那些疾病之外的问题

如何解读大便常规结果

◇颜色和性状：血便[1]多见于由便秘导致的肛裂及由蛋白导致的食物过敏，柏油样便[2]多见于消化道出血，白陶土样便[3]多见于胆管阻塞，稀糊便或水样便[4]多见于由各种原因引起的腹泻，脓血便[5]多见于细菌性痢疾。

◇白细胞：正常大便中一般见不到或偶见白细胞。当肠道有炎症时，特别是细菌感染时，白细胞数目增多，细菌性痢疾可见大量白细胞。

◇红细胞：正常大便中无红细胞，但有由细菌感染引起的肠炎、肠道过敏导致的便血时，可以发现红细胞。

◇粪便隐血试验：隐血是由于消化道少量出血，红细胞被消化破坏，肉眼和显微镜都看不到有血，通过特殊的化学方法检测肉眼看不到的血。阳性说明有出血，如由胃肠炎或肠道过敏引起的出血、由成人消化道溃疡或肿瘤引起的出血。

◇寄生虫和寄生虫卵：肠道内有寄生虫感染时，在粪便中能够发现相应的寄生虫或虫卵。

---

①血便是指解出带血的大便或只解出血而没有粪便。
②柏油样便是指血红蛋白中的铁，在胃酸和肠道细菌的作用下，与硫化物起作用而变成硫化铁，这种化合物使大便变黑，形、色如柏油。
③白陶土样便是指由于肝细胞的病变或胆道阻塞阻碍胆色素的形成或稀释放入肠道形成的粪便，形、色如白陶土。
④水样便是指由病毒或产肠毒素性细菌引起的大便清稀。
⑤脓血便是指大便中有脓状物质或一定量的红色血液。

过敏原检测

什么是过敏原检测

过敏原测试是检测过敏最直接的手段

对过敏性疾病的诊断很大程度上依赖过敏宝宝的病史和临床检查，而过敏原检测是检测宝宝是否对某种食物或物质过敏最直接的手段。在一些情况下，根据宝宝的病史就可以确诊，如吃完海鲜数分钟后出现急性荨麻疹，就说明宝宝对海鲜过敏，没必要再进行过敏原检测。然而，对于很多宝宝来说，引起过敏的具体因素不明确，这就需要进行过敏原检测，从而发现潜在过敏原，所以过敏原检测对过敏性疾病的治疗和预防有着重要的意义。目前常用的过敏原检测包括皮肤点刺试验（SPT，是检测过敏原的金标准）和抽血（测定血液中特异性的免疫球蛋白，即IgE）。

什么情况需做过敏原检测

当宝宝患有湿疹、荨麻疹、过敏性鼻炎、哮喘、食物过敏等过敏性疾病时，需要查明引起过敏的潜在过敏原，以预防和治疗过敏性疾病。如果只是偶尔过敏，并且症状不严重，可不必进行过敏原检测；如果宝宝反复发生过敏，或过敏症状比较严重，就很有必要做过敏原检测。

如何做过敏原检测

◇皮肤点刺试验：将纯化的致敏原液体滴于宝宝前臂，再用点刺针轻轻刺入皮肤表层，使宝宝几乎感觉不到疼痛，反应10～15分钟，就可以进行评估。每组试验要用一组阴性和阳性的对照液，如果针刺的部位有风团样皮疹或/和伴有红肿，说明宝宝存在过敏，并且根据风团的大小和伴随红肿的程度可以确定过敏的严重程度。

◇抽血：由于IgE是参与过敏反应的抗体，检测血液中的过敏原特异性IgE可以诊断过敏原的存在。对过敏性疾病诊断的价值与皮肤点刺试验类似。

如何解读过敏原检测

需要专业医生解读过敏原检测报告，但家长一般是可以看懂的。

第一篇
当您的宝宝生病时

第二篇
宝宝常见疾病

第三篇
疫苗接种

第四篇
宝宝常做的检查解读

第五篇
微量元素和钙

第六篇
那些疾病之外的问题

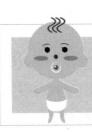

超声波检查

什么是超声波检查

超声波检查是最常用的无创辅助诊断方法

由于超声产生的波在人体内传播时，体内各种器官和组织对超声的反射和减弱规律不同，以此可以诊断疾病。超声波检查可以显示体内一些脏器的活动功能，且可以使医生知道病人的组织器官内有无液体、气体或实体组织，是最常用的辅助诊断方法。怀孕期间，超声波检查可以显示胎儿在子宫内的发育情况。超声波检查不会产生射线，是最安全的检查之一。

什么情况需做超声波检查

◇产检时需借助超声波检查了解胎儿发育情况，以及做羊水、脐带、胎盘的监测。

◇通过婴幼儿前囟超声波检查，协助诊断脑积水、脑内畸形、缺血缺氧性脑病等疾病。

◇体表有肿物或肿块时，借助超声波检查可了解肿物性状，如是否为淋巴结肿大或脓肿。

◇需了解宝宝有无先天性心脏病时，可做心脏彩超检查。

◇需了解宝宝腹腔内情况或肝脏情况时，可做腹部超声波检查。

如何做超声波检查

　　一般在超声科做检查。医生会在检查部位的皮肤表面涂抹一层电极膏，这种电极膏能够传导机器发出的超声波。医生会根据需要检查的情况选择相应探头，然后将探头放在涂抹电极膏的皮肤上，轻轻移动和转动就可以在屏幕上观察宝宝身体内相应组织器官的照片。医生有时会要求家长协助宝宝不断变换体位，以更准确和清晰地看到图像。

如何解读超声波检查

　　需专业超声科医生解读报告，家长一般是很难看懂的。

第一篇
当您的宝宝生病时

第二篇
宝宝常见疾病

第三篇
疫苗接种

第四篇
宝宝常做的检查解读

第五篇
微量元素和钙

第六篇
那些疾病之外的问题

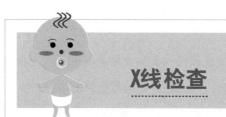

X线检查

什么是X线检查

X线检查是通过颜色变化反映不同密度的常规检查

X线是一种波长很短、穿透能力很强的电磁波。X线检查是利用X线的穿透作用，由光源的X线管球发出X线，在穿透人体时，被骨、水分（血液等）、软组织（肌肉）等吸收而减弱，利用这种吸收不同而摄取浓淡不一的影像，导致最终照射在显像胶片上的X线量不同，最终产生黑白两种不同的颜色。在X线下，致密组织（如骨骼）呈白色，而空气呈黑色。X线检查也是应用最多的基本检查之一，主要用于对宝宝胸部、骨骼和胃肠道的检查。

什么情况需做X线检查

◇胸部X线检查：怀疑肺部有病变时，如肺炎或异物吸入，或有肺部结核病。胸部X线检查是宝宝应用最多的检查。

◇腹部X线检查：怀疑有肠道梗阻时，可做腹部X线检查。

◇骨、关节X线检查：怀疑骨折或关节病变时，可做相应部位X线检查。

◇泌尿系统X线检查：怀疑有泌尿系统结石时，可做泌尿系统X线检查。

如何做X线检查

一般在放射科做检查。小的宝宝需要家长陪同进入，会要求家长穿上铅衣，以防止受到不必要的射线照射。放射科医生会要求家长协助宝宝摆好姿势并保持不动，然后就可以拍片了。

第五篇

微量元素和钙

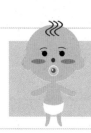

宝宝需要检测微量元素吗

什么是微量元素

微量元素是体内含量很少的矿物质

相对于蛋白质、脂肪、碳水化合物，维生素及矿物质在人体内的含量有限。当某种矿物质元素在人体内的含量小于人体重的0.01%，需要量在1~100毫克/天时，该元素被称为微量元素。

目前，有13种微量元素被充分证实对人类有重要的营养作用，按对儿童生长发育的重要性依次为：铁、锌、铜、氟、碘、硒、镁、铬、钴、钼、镍、硅、矾。

微量元素对宝宝有什么作用

微量元素是人体必不可少的营养素

虽然含量很少，但微量元素作为金属酶的重要组成成分，或作为激活酶活性的辅助因子，参与各种生物代谢过程，影响着宝宝的生长发育。

第一篇 当您的宝宝生病时

第二篇 宝宝常见疾病

第三篇 疫苗接种

第四篇 宝宝常做的检查解读

第五篇 微量元素和钙

第六篇 那些疾病之外的问题

宝宝的微量元素来源有哪些

相对而言，动物性食物中的微量元素含量比植物性食物高，而且生物利用度也高。如肉类富含高生物活性的血红素铁、锌、铜、有机硒等；贝类的锌、铜含量高于肉类，但不易获得；鱼类的铁和锌含量则明显低于肉类；豆类中富含铁、锌、铜、硒，但植酸含量也高，明显干扰其生物利用；全谷类中的铁、锌、铜、硒含量受到产地土壤中含量的影响。

哪些宝宝容易缺乏微量元素

半岁左右和生长期的宝宝容易缺乏微量元素

依靠胎儿期的储存及母乳，正常的婴儿大多能在出生早期维持正常的微量元素代谢平衡。5~6个月大，体内微量元素储存耗竭，单纯依靠母乳难以补充足够的微量元素，如未及时添加强化了微量元素的成品辅食，或未及时添加含微量元素丰富的动物性食物，就会造成微量元素的缺乏。

处于快速生长期的儿童因代谢旺盛而对微量元素的需求量更高，如果膳食中缺乏动物性食物，微量元素会因摄入长期不足而导致缺乏。

除此之外，长期患病（尤其是反复腹泻）的宝宝，会因微量元素的吸收障碍而更容易出现微量元素缺乏。

如何诊断宝宝微量元素缺乏

★不能将非特异性表现作为判断缺乏微量元素的依据

由于微量元素在人体内含量低、作用广泛，且又存在相互影响，其临床症状往往隐匿、复杂、缺乏特异性。血液、尿液等容易采集的人体标本中微量元素含量低，且在轻微缺乏或缺乏早期往往仍保持着正常水平，难以敏感、准确地反映人体微量元素营养状况。因此，就算作为医生，临床诊断微量元素也是相当困难。作为家长，更不能一发现宝宝食欲低下、烦躁、哭闹等非特异性表现就认为宝宝缺乏微量元素。

★精确检测微量元素比较困难

　　血液、尿液、毛发等是容易采集的人体生物标本，然而不同微量元素在人体内的分布各有特点，如铁主要进入血液循环，铁缺乏时血红蛋白合成减少；锌则相对均匀地分布在全身各组织中，锌缺乏时儿童生长明显减慢，包括毛发的生长，以维持组织中相对稳定的锌浓度。正常情况下人体有完善的调控机制，可以精确地将血液、尿液等组织液中的微量元素维持在正常水平，只有严重缺乏或过量时才会有所变化。

　　血液、尿液、毛发等生物样品中的微量元素含量极微，准确检测需高精密仪器，所以目前为止，精确检测微量元素还是比较困难的。

★检测微量元素并非必需

　　目前国际上对于微量元素的检测并没有准确、统一的标准。微量元素检测只是一种筛查手段，结果只能作为参考。不能简单地依据检测报告上的数值判断是否缺乏微量元素，必须结合临床症状才能做出定论。2013年，国家卫生计生委明确指出不能随便给宝宝检测微量元素，一定要根据症状做必要的检测，并且只有具备检查资格的医院才可以检测；同时规定尽量不要给6个月以下的宝宝检测微量元素。

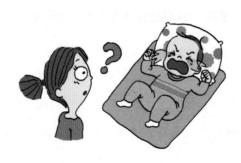

如何预防宝宝微量元素缺乏

坚持母乳喂养，以及选择强化微量元素的配方奶、辅食和食物

母乳是婴儿喂养的最佳选择，更是预防儿童微量元素缺乏的第一步。虽然母乳中部分微量元素（如铁、锌）含量低，但各种微量元素的生物活性均远高于配方奶。

采用纯母乳喂养的婴儿，在出生后的5~6个月内，基本能保持微量元素的代谢平衡。当不能母乳喂养或母乳不足时，则必须选择强化各种微量元素的配方奶喂养。在添加辅食早期，就应该强调给予富含微量元素的肉类等动物性食物，或选择强化微量元素的辅食，如强化婴儿米粉等，以保证7~12个月婴儿的微量元素摄入。

大的宝宝需要多吃些含微量元素丰富的食物，如肉类，同时也要注意水果和蔬菜的摄入，因为其中的维生素C可以促进微量元素的吸收。

如何补充微量元素

改进膳食是最安全、最有效的补充途径

如果宝宝真的缺乏某种微量元素，可以通过食物补充，改进膳食是增加摄入微量元素最安全、最有效的补充途径。不要擅自给孩子吃药，最好先通过食物补充，并定时和医生联系，由医生决定孩子是否需要吃药补充微量元素。

盲目给宝宝服用补充微量元素的保健品，非但机体可能不吸收，还容易出现各种微量元素间的相互抵抗问题，如钙和锌会影响铁的吸收率，铁也会降低锌的吸收率，而且微量元素补充过量还可能使人中毒。

第一篇 当您的宝宝生病时

第二篇 宝宝常见疾病

第三篇 疫苗接种

第四篇 宝宝常做的检查解读

第五篇 微量元素和钙

第六篇 那些疾病之外的问题

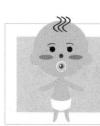

宝宝需要补铁吗

铁对宝宝有什么作用

铁最重要的作用是合成血红蛋白

铁是人体内含量最多的微量元素，主要分为功能铁和储备铁。72%的功能铁用于合成血红蛋白，缺乏将影响血红蛋白合成而引起贫血；3%~5%用于合成肌红蛋白，缺乏将导致肌红蛋白减少而影响肌肉收缩，易出现乏力；0.2%左右参与含铁酶的组成，促进铁依赖酶的活性，参与人体代谢过程。储备铁以铁蛋白和含铁血红素的形式储存在肝、脾、骨髓及单核吞噬细胞，当宝宝机体需要时可以被利用。

宝宝每天需要多少铁

年龄不同，性别不同，每天需要的铁是不同的：

0~6个月：0.3毫克

7个月~12个月：10毫克

1岁~3岁：9毫克

4岁~6岁：10毫克

7岁~10岁：13毫克

11岁~13岁：男15毫克，女18毫克

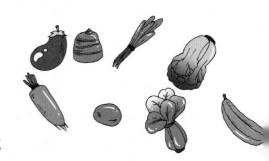

为什么会出现缺铁性贫血

★铁摄入量不足

缺铁性贫血最常见的病因是铁的摄入量不足。正常足月出生的宝宝能从妈妈体内得到一部分铁，称之为储存铁，能够满足出生后4~6个月所用。尽管母乳的铁吸收率高，但含铁量低。6个月后，如仍一直母乳喂养，未及时添加含铁丰富的辅食，会引起小的宝宝贫血。

★生长发育快

婴儿期和青春期是两个生长发育高峰，比如宝宝1岁时的体重能够达到出生体重的3倍，生长发育快，对铁的需求量也大，未及时添加含铁丰富的食物则容易引起宝宝贫血。

★铁的丢失过多

由慢性腹泻、肠道过敏引起的血便、反复感染等因素均会造成铁的吸收减少、消耗增多，从而引起宝宝贫血。此外，青春期的女孩月经过多也是引起这个年龄段女孩贫血的原因之一。

缺铁性贫血的症状有哪些

早期可以无症状，但影响已经悄悄产生

缺铁早期可以无任何表现，但在发生贫血之前已经影响到了宝宝的健康。

常见的贫血表现包括：发生在面部（尤其是口唇）和指甲的皮肤黏膜逐渐苍白；；乏力，不爱活动；大的宝宝自述头晕、耳鸣、眼花；免疫功能下降，容易发生各种感染，并且常迁延不愈、反复感染；舌炎、口腔炎；少数有异食癖（如喜食墙壁灰、粉笔等）。

第一篇 当您的宝宝生病时

第二篇 宝宝常见疾病

第三篇 疫苗接种

第四篇 宝宝常做的检查解读

第五篇 微量元素和钙

第六篇 那些疾病之外的问题

医生如何诊断缺铁性贫血

医生会根据宝宝的喂养情况及体检结果要求宝宝做抽血检查，较为常用的检查是血常规，但有时也会做其他方面的检查。

如何预防缺铁性贫血

科学喂养和合理膳食是预防的关键

母乳中铁的生物利用度高，所以有条件母乳喂养的宝宝应尽量母乳喂养。6个月大后，由于宝宝体内的储存铁消耗殆尽，此后如继续纯母乳喂养，应及时添加富含铁的食物，如含铁的米糊，并逐渐添加含铁丰富的食物，如肉、鱼、动物肝脏、动物血、蛋黄等。

虽然目前的配方奶中已经含有铁，但配方奶喂养的宝宝6个月后也要及时添加富含铁的食物，1岁以内应尽量避免单纯牛乳喂养。

定期做新生儿保健及儿童保健，儿科医生会和家长详细沟通宝宝的饮食情况，及时发现危险因素，告诉家长如何合理、正确喂养，并会做相应的检查以及时、客观地发现贫血。

大的宝宝应注意食物的均衡和营养，及时纠正挑食的习惯，多吃含铁量多、吸收率高的食物，保证足够的动物性食物和豆类食物；鼓励进食蔬菜和水果，促进肠道对铁的吸收。

青春期的女孩往往由于挑食、厌食和月经增多等原因易发生缺铁性贫血，应注重青春期心理健康和咨询，加强营养，合理搭配饮食，鼓励进食蔬菜水果等以促进对铁的吸收。

吃哪些食物容易补铁

鸡肝、牡蛎、牛肝、牛肉、鲔鱼、鸡肉、金枪鱼、蟹、猪肉、虾、大豆、扁豆、黑眼豌豆（豇豆）、黑豆、豆腐、菠菜、葡萄干等。

含维生素C的食物能够促进人体对铁的吸收，所以在同一餐中应该有荤也有素，尽量给宝宝多吃一些富含人体对维生素C的水果或蔬菜，比如番石榴、红柿子椒、猕猴桃、橙子、青椒、西柚、草莓、哈密瓜、木瓜、西兰花、西红柿、菠萝、芥蓝等。

医生如何治疗缺铁性贫血

医生会找到宝宝贫血的原因，指导宝宝合理饮食，并根据宝宝贫血的情况开一些补充的铁剂。

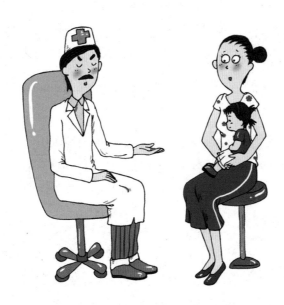

第一篇 当您的宝宝生病时

第二篇 宝宝常见疾病

第三篇 疫苗接种

第四篇 宝宝常做的检查解读

第五篇 微量元素和钙

第六篇 那些疾病之外的问题

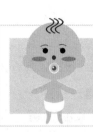

宝宝需要补锌吗

锌对宝宝有什么作用

锌是各种代谢活动的参与者

锌是代谢酶及辅助酶的组成物质，广泛参与各种代谢活动，影响生长发育、生殖器官、皮肤、胃肠道功能和免疫功能。一些研究也发现锌对一些病原微生物有抑制作用。

宝宝每天需要多少锌

年龄不同，性别不同，每天需要的锌是不同的：

0~6个月：2毫克

7个月~12个月：3.5毫克

1岁~3岁：4毫克

4岁~6岁：5.5毫克

7岁~10岁：7毫克

11岁~13岁：男10毫克，女9毫克

锌的最佳来源有哪些

动物性食物的锌含量高，且具有高生物活性。牛肉、瘦猪肉、肝脏等是最容易获得的富锌食物，鱼类的锌含量不及瘦肉的1/2，牡蛎等贝类食物的锌含量高但不易获得。植物性食物的锌含量低，且因植酸含量高而影响锌的生物活性。

哪些宝宝容易缺锌

6~24个月是锌缺乏的高危时期

缺锌，也就是锌缺乏症，是人体长期缺乏锌元素引起的厌食、生长发育减慢、免疫功能低下、青春期性成熟障碍等多种生理功能紊乱的营养缺乏病。

6~24个月的宝宝是锌缺乏的高危人群。2岁之前是宝宝生长最迅速的时期，新生组织增加需要大量的锌。一般认为，足月健康出生的婴儿在出生最初几个月，因母亲初乳含锌量高，且生物利用率也高，加上婴儿体内储存，大致能维持锌的代谢平衡。但随着生理性的母乳锌水平下降以及锌储存耗竭，婴儿5~6个月时，母乳锌水平降到最低，必须由奶类以外的辅助食品来补充。然而在婴儿辅助食品添加期，辅食常常以婴儿米粉等植物性食物为主，不仅含锌量低，且生物利用率也低。因此，在此阶段容易出现锌缺乏。铁和锌被列为辅助食品添加期最容易缺乏的"问题营养素"。

反复腹泻、感染、发热的宝宝，由于锌丢失增加，也容易造成缺锌。

宝宝缺锌的表现是什么

缺锌的宝宝长得慢、身体差

轻中度的锌缺乏表现为生长缓慢、反复感染、食欲下降、皮疹等，补充锌后症状改善或消失。重度锌缺乏相当少见，表现为生长落后、严重皮疹、腹泻、脑发育异常等。但这些表现缺乏特异性，其他疾病也会造成类似的表现。严重锌缺乏最终可导致宝宝因继发营养不良、严重感染而死亡。

如何检测锌，用头发检测锌可靠吗

抽血是常用手段，用头发检测不可靠

抽血查锌是最常用的手段。虽然血清锌占体内锌总量不足0.2%，且锌在

第一篇 当您的宝宝生病时

第二篇 宝宝常见疾病

第三篇 疫苗接种

第四篇 宝宝常做的检查解读

第五篇 微量元素和钙

第六篇 那些疾病之外的问题

体内分布广泛，人体又有很强的平衡代谢能力，轻度锌缺乏时仍可保持正常水平，但抽血也是目前检测锌含量最重要的手段。

头发中的锌浓度也能反映人体锌营养状况，但受生长速度、环境污染、洗头方法、采集部位等多种条件的影响，难以反映近期变化，并且个体差异较大，至今无法确定正常值范围，所以不建议用头发测锌。

如何预防缺锌

合理喂养，多食用肉类、肝脏等富锌食物

提倡母乳喂养。母乳不足或不能母乳喂养时，选择强化锌的配方奶。婴儿6月龄后，应及时添加辅食，建议首选强化锌的婴儿食品，或肉类、肝脏等富含锌的动物性食物。给大的宝宝增加肉类、肝脏等富锌食物的摄入量，可以有效预防缺锌。腹泻时补充锌，有积极的预防和辅助治疗作用。

宝宝需要补锌吗

喂养合理的宝宝不缺锌

如小的宝宝是母乳喂养，规律地添加了肉类和鱼类食品，一般是不会缺锌的，也不需要常规补锌。宝宝腹泻期间容易缺锌，推荐在腹泻期间可以给宝宝补锌。

如何正确补锌

家长尽量不要自己给宝宝补锌，补锌前最好咨询医生，医生会根据宝宝的具体情况来合理地补锌。

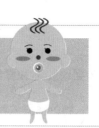

宝宝需要补钙吗

第一篇 当您的宝宝生病时

第二篇 宝宝常见疾病

第三篇 疫苗接种

第四篇 宝宝常做的检查解读

第五篇 微量元素和钙

第六篇 那些疾病之外的问题

钙对宝宝有什么作用

钙是骨组织的重要组成

钙是人体内含量最丰富的矿物元素。99%的钙分布于骨组织中，1%平均分布于牙齿与软组织中，只有0.1%的钙存在于细胞外液中。摄入足量钙对维持儿童、青少年正常的骨矿物含量、骨密度，使身体达到高骨量峰值，减少骨折具有重要作用。此外，钙离子还参与人体内多种生理功能，如血液凝固，维持心脏、肌肉、神经正常兴奋性，信号传导，以及膜的通透性等。

宝宝每天需要多少钙

年龄不同，每天需要的钙是不同的：

0 ~ 6个月：200毫克

7个月 ~ 12个月：250毫克

1岁 ~ 3岁：600毫克

4岁 ~ 6岁：800毫克

7岁 ~ 10岁：1000毫克

11岁 ~ 13岁：1200毫克

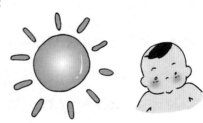

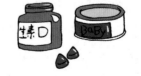

宝宝钙的最佳来源有哪些

奶和奶制品是人体钙的主要来源，也是最佳来源。绿色蔬菜、大豆及其制品也含有较高的钙，可作为钙的补充来源。

哪些宝宝容易缺钙

⭐婴幼儿期和青春期是钙缺乏的高危时期

钙的吸收依赖维生素D，维生素D不足或缺乏，是钙缺乏的重要因素。2岁以下的婴幼儿、青春期少年，因生长快速、骨量迅速增加，对钙的需要量相对较高，是钙缺乏的高危人群。儿童、青少年膳食中缺乏奶类等高钙食物，是导致钙缺乏的重要因素。

⭐大量果汁及碳酸饮料因挤占奶类摄入而影响钙摄入。

患腹泻、胃肠道疾病时，肠道钙吸收利用不良，也容易引起钙缺乏。

宝宝缺钙的表现有哪些

宝宝缺钙的很多表现都不特异，不能单纯以某一表现为依据就说宝宝缺钙。

如何预防宝宝缺钙

合理摄入奶和奶制品是预防缺钙最好的方法

鼓励母乳喂养，母乳是婴儿钙的优质来源。当因各种原因导致非母乳喂养或母乳不足，充分的配方粉喂养仍可提供充足的钙营养。以母乳喂养为主的宝宝，2岁之前要注意补充维生素D，以促进钙的吸收。

2岁到青春期前的儿童钙需求为700～1200毫克/天，根据日常饮食搭配的情况（奶制品的食物搭配中的钙摄入），平均每天1.5～2杯奶仍然能够提供足够的钙。一杯240毫升的牛奶中含有约300毫克的钙，所以牛奶是含钙最丰富、最易吸收且最方便食用的钙来源。每个年龄段的宝宝都应该被鼓励多喝牛奶。大豆制品、绿色蔬菜，以及钙强化的食品可作为钙的补充来源。

第一篇 当您的宝宝生病时

第二篇 宝宝常见疾病

第三篇 疫苗接种

第四篇 宝宝常做的检查解读

第五篇 微量元素和钙

第六篇 那些疾病之外的问题

宝宝需要补钙吗

喂养合理的宝宝不需要补钙

1岁之前的宝宝，不论是喂母乳或配方奶，奶中已经有充足的钙，只要规律地补充维生素D就不会缺钙，所以不需要补钙。2岁以上的宝宝，只要喝充足的奶，每日2杯（1杯为240毫升），再吃些豆类和绿色蔬菜，就无需额外补钙。

那些缺钙的谣言

★谣言1：宝宝枕秃是因为缺钙

几乎每个宝宝都会出现枕秃。宝宝的头发有一定的生长周期，2~3个月大时，会出现生理性胎发脱落，枕部的头发也会出现脱落，就造成后枕部没有头发，即枕秃。小的宝宝经常躺着睡，加上新陈代谢较成人高，头部容易出汗，宝宝会反复摇头以缓解局部不适，这样也会造成枕部头皮受到反复压迫与摩擦，导致枕部的头发缺失。

只要给宝宝规律地补充维生素D，宝宝吃母乳或配方奶，一般不会缺钙。枕秃大多与缺钙无关。随着宝宝年龄的增长，新生头发会逐渐长出；而且宝宝能够坐立和逐渐强壮，躺着的时间会减少，头皮受压迫和摩擦的机会减少，局部缺少的头发逐渐长出来，枕秃会慢慢消失。

★谣言3：宝宝出汗多是因为缺钙

小的宝宝出汗多非常普遍，并不意味着有营养问题，或宝宝体质有问题。出汗多是因宝宝的基础代谢比成人高，平时活动量大，宝宝的汗腺调节还未发育完善、皮肤含水量多、皮肤表层的毛细血管分布较多，所以皮肤蒸发的水分也多。有的家长觉得宝宝总是出汗多，就认为宝宝缺钙或体虚，其实不然。出汗多大多数情况下是生理性的，平时要注意有些情况容易造成多汗，如给宝宝穿得过多或盖得过厚，天气炎热或宝宝所处的房间温度过高，宝宝吃奶后或运动后。当然，如果家长发现宝贝安静时多汗或伴随发热等其他症状也要咨询下儿科医生。

★谣言4：宝宝肋骨外翻是因为缺钙

肋骨外翻与钙等营养素缺乏无任何关系。分开胸、腹部的膈肌附着于倒数第二根肋骨内侧。婴儿的膈肌发育尚不成熟，处于僵硬收缩状态，呈现向内的力量，致使肋缘轻度外翘，类似喇叭花。随着宝宝的生长发育，膈肌逐渐松弛，此现象会逐渐消失。

★谣言5：宝宝头发少是因为缺钙

宝宝的头发稀少、颜色浅，并不能说明宝宝缺钙或其他营养素。宝宝的头发是有一定生长期的，有时甚至可达2~3年，加上很多宝宝刚长出的毛发比较短，颜色也很浅，所以许多宝宝1岁了，头发还是比较稀疏。大部分宝宝2岁左右头发才会逐渐变得浓密。宝宝头发的个体差异大，与遗传有很大关系，只要父母的头发都很好，就不需要担心宝宝的头发，耐心等待即可，宝宝的头发会像父母的一样漂亮。

★谣言6：宝宝身高长得慢是因为缺钙

孩子的身高的确跟营养状况有很大的关系，可这里指的"营养"是均衡的营养搭配，没有任何一种营养素比另外一种更加重要。应该说，营养和基因共同决定着孩子的身高。其中一种或几种微量元素，对身高的影响是不大的。

第六篇

那些疾病
之外的问题

为什么宝宝总是流口水

 我家宝宝目前1岁大，口水很多，请问是不是有什么问题，平时需要注意什么

 宝宝流口水非常常见。当牙齿从牙龈中冒出时，由于出牙和牙痛的刺激，增加了宝宝唾液腺的分泌。唾液腺的分泌与吞咽之间存在平衡，有的宝宝分泌唾液的速度比吞咽快，来不及吞咽过多的唾液，就表现为不停流口水。唾液对消化是有帮助的，因为唾液中有很多消化酶。

如果口水较多，会引起宝宝口水疹及腹泻（因唾液是天然的泻药）。家长可以用毛巾蘸温水清理掉多余的口水并拍干，睡觉时可以涂抹一些隔离的软膏。如果宝宝腹泻，要注意预防尿布疹的发生。

随着宝宝年龄的增长，牙齿完全萌出，宝宝吞咽系统及机制发育成熟，就可以吞下所有唾液，流口水的阶段也就过去了。

宝宝咬人怎么办

 我家宝宝2岁了，其他方面都很可爱，但最近总是喜欢咬人，有时还咬得很疼。我担心宝宝是不是肚子里生虫了，也担心宝宝是不是有严重的行为问题，请问怎么办

 小的宝宝咬人非常常见，很多家长都经历过被宝宝啃咬或拍打。虽然有的家长会觉得困惑，担心宝宝是不是有严重的行为问题，但其实这是一种正常的行为。宝宝和成人一样会愤怒和有攻击性。宝宝在幼儿期（1～3岁），由于语言表达能力和情绪表达能力还未发育完善，也缺乏自我控制和调节的能力，所以有时不能平和地表达自己的感受（如愤怒、

第一篇 当您的宝宝生病时

第二篇 宝宝常见疾病

第三篇 疫苗接种

第四篇 宝宝常做的检查解读

第五篇 微量元素和钙

第六篇 那些疾病之外的问题

失望、悲伤、开心），也没有足够的语言来表达自己的需求，只好动用小手或嘴巴，就表现为拍打或咬人。随着宝宝长大，有足够的语言能力表达需求，宝宝可以自我控制时，这种咬人的行为就会消失。

家长可以采取一些措施来减少宝宝的咬人行为：

观察宝宝在什么情况下咬人，是累了，无聊了，还是发脾气。一旦发现与何种情况有关联，就应及时避免。

当宝宝再咬人时，可以立即给宝宝看咬的牙印，并告诉宝宝挨咬的人会疼。

不要回咬宝宝，这样做只会让宝宝认为咬人没关系，产生"爸爸妈妈可以做，我也可以做"的误解。

让宝宝学会替代行为，如抱抱妈妈。

宝宝不会爬是发育落后吗

我家宝宝 9 个月大了还不会爬，但周围和他同样月龄的小朋友都会爬了，是不是我家宝宝发育落后，请问需要做什么检查，如何才能让宝宝会爬

7～10 个月的宝宝开始具备爬行的能力，最初因为手臂肌肉比腿部肌肉发育更好，可能只会用手和膝盖撑着乱打滚，或者自己向后退，而不是向前爬，也有可能是原地打转。经过一段时间的练习和摸索后，宝宝就会发现只要用膝盖点地后向前蹬，就可以向着想去的方向前进。

有一些宝宝不会爬，但只要可以想办法移动自己的身体，如肚皮贴着地面匍匐前进，或屁股一点点挪动，或打滚过去，又没有其他方面的异常，家长就不需要过度担心，也不需要给宝宝做特别的检查。宝宝可能只是不愿意爬，或暂时没有掌握爬的动作而已，这部分宝宝很可能不会爬就直接会走了。但如果宝宝一直不会正常移动，还是要看一下医生。

在鼓励和训练宝宝爬行方面，家长可以尝试在宝宝差一点就够到的地方放一些宝宝喜欢的玩具或其他物品，并在后面尝试推一下宝宝。如果宝宝不愿意爬，也不必强求。当宝宝已经会爬时，家长可以在爬行路线上设置一些小障碍物，如枕头、沙发垫，让宝宝从上面或旁边爬过去，但一定要注意安全。

讲多种语言会影响宝宝说话吗

宝妈　**我家宝宝目前14个月，还不太会讲话，只会叫"爸爸""妈妈"，请问正常吗，我和宝宝的爸爸讲普通话，而家中老人又讲家乡话，是不是因为我家讲的语言多，宝宝才学不会讲话**

张亚停　14个月大的宝宝能叫"爸爸""妈妈"和做一些简单发音，是正常的。虽然家长担心家人说的语言不同会为宝宝造成困扰，甚至影响宝宝的语言发育，但事实上是家长低估宝宝的学习能力了。

能讲多种语言的家庭环境，对宝宝的语言发育是有帮助的。美国很多家庭不仅讲英语，还讲其他语言。如果家庭中同时讲两种语言，宝宝从很小的时候就开始接触这两种语言（甚至更多），可以同时学会。家长的反馈和研究都表明宝宝有这种学习语言的能力。宝宝在正常的语言发育阶段中，可能更熟悉其中一种语言，但过段时间后，宝宝就可以把两种语言区分开，并可以用两种语言很好地和别人交流，只不过更擅长其中一种而已。

所以，十分鼓励家长同时讲几种语言，这对宝宝而言，也是受益一生的语言环境。通常来讲，宝宝接触多种语言的年龄越小，学习得越快，也越熟练。相反，如果宝宝在学龄前学会并掌握了一种语言，之后再学习触第二种语言就困难很多。

第一篇 当您的宝宝生病时

第二篇 宝宝常见疾病

第三篇 疫苗接种

第四篇 宝宝常做的检查解读

第五篇 微量元素和钙

第六篇 那些疾病之外的问题

宝宝可以趴着睡吗

 我家宝宝现在 1 岁大，总喜欢趴着睡，很多人告诉我宝宝趴着睡不好，请问宝宝能趴着睡吗，会有什么影响

张亚停　从 1992 年开始，美国儿科协会已建议"婴儿睡眠时应保持仰卧姿势"。因为俯卧姿势（趴着睡）是引起婴儿猝死综合征的危险因素之一，所以希望家长在宝宝的婴儿时期尽量让宝宝用仰卧姿势睡觉。

当宝宝 4 ~ 7 个月大时，因为大多数宝宝对头部和颈部有了一定的控制能力，可以翻身了，所以就算刚入睡时是平躺的姿势，在睡眠过程中也可能会逐渐翻身变为趴着睡。幸运的是，宝宝 6 个月后，患婴儿猝死综合征的概率显著下降，所以家长不需要经常帮趴着睡的宝宝翻身了。

对于大的宝宝，有的家长担心趴着睡会压住内脏或是宝宝有什么疾病。其实不然，对宝宝而言，趴着睡可能只是一种习惯，觉得趴着睡会舒服一些。家长不需要特别帮宝宝翻身，由着宝宝即可。

建议至少在宝宝 1 岁大之前，让宝宝尽量保持仰卧睡眠，不要趴着睡；长大一些后，就顺着宝宝的意愿，宝宝可以自由选择睡眠姿势，当然也可以趴着睡。

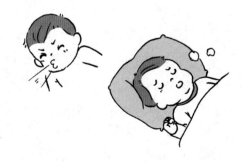

宝宝可以坐飞机吗

 我们家宝宝目前 4 个月大，我们全家准备外出旅行，请问可以带宝宝坐飞机吗，需要注意什么

 当然可以带宝宝坐飞机，但家长一定要注意以下几点：

尽量选择直达航班，并尽可能选择宝宝白天小睡时间或夜间的航班，这样可以把旅行时间减到最少，并不干扰宝宝平时规律的睡眠时间。

带一些宝宝熟悉的东西，比如宝宝喜欢的毛绒玩具，这样可以给宝宝带来安慰，使宝宝更快适应新的环境。

把宝宝的用品分开打包，并准备专门的包放奶瓶、奶粉、尿不湿、婴儿清洁巾等用品。这个包一定要随身携带，需要用时可以迅速找到。

飞行中的气压变化可能会让宝宝的中耳不舒服。当宝宝吸吮乳头或奶嘴时，可以缓解中耳不适，所以最好在起飞或降落时给宝宝喂奶，或使用安抚奶嘴。

小宝宝经常抖动是抽搐吗

我家宝宝现在 1 个月大，为什么有的时候会出现不自觉的抖动，是宝宝缺钙，或是宝宝害怕，还是宝宝神经方面有问题

宝宝出生后，神经系统尚在发育当中，大脑和全身的神经纤维绝缘层发育还不是很完善，就像一捆无绝缘层的电线。如果宝宝受到刺激，比如声音和光线，这时会使其中一些神经兴奋，同时有可能引起周围临近的神经一同做出反应，就会表现为小的宝宝在伸胳膊、哭闹，甚至安静时出现抖动的现象。这些现象与宝宝缺钙、胆小及神经系统异常多无直接关系，并会随着宝宝年龄的增长而逐渐好转。

第一篇 当您的宝宝生病时

第二篇 宝宝常见疾病

第三篇 疫苗接种

第四篇 宝宝常做的检查解读

第五篇 微量元素和钙

第六篇 那些疾病之外的问题

宝宝不好好吃饭怎么办

 我家宝宝目前 1 岁半，总是不好好吃饭，要边玩边吃饭，有时还要追着喂。请问如何让宝宝好好吃饭呢

 2 岁左右的宝宝刚好处于探索期，对什么都好奇，而用餐的过程往往比较闷，不能够吸引宝宝，所以宝宝很容易分心，像小猫钓鱼似的吃吃玩玩。如果家长追着宝宝喂饭，宝宝会觉得边玩边吃是理所当然的，家长向宝宝妥协，就会让宝宝养成边玩边吃的习惯。

为了让宝宝养成好好吃饭的习惯，家长可以尝试以下方法：

关掉电视及收起玩具，准备好让宝宝坐着舒服的凳子；

先准备好饭菜，再叫宝宝坐下进食；

多做几个菜，尽量做到色香味俱全，让宝宝能选择；

让宝宝自己吃饭，可以同宝宝聊聊要吃的食物，以增加宝宝对食物的兴趣；设定好每天的主餐和点心，尽量别让宝宝吃太多零食，也不要频繁喂养宝宝；

吃主餐时设定下时间，一般小的宝宝 20 分钟左右就可以吃饱，家长可以设定为半个小时，时间到了就收起食物及餐具，让宝宝逐渐意识到吃饭是有时间限制的；

家长间要意见一致，一起做到不追着宝宝喂饭，让宝宝知道应该坐下来吃饭；

如果吃饭有进步，要不断鼓励和表扬宝宝。

宝宝喜欢抱是大人惯的吗

 　　我的宝宝目前 2 个月大，非常喜欢抱，抱着的时候就不哭，只要一把他放下就哭。为什么宝宝这么喜欢抱，是我们惯的吗，请问怎么办

 　　宝宝之间的个体差异很大，包括哭闹。有的宝宝天生感受性强，一点点变化或不舒服就会大哭出来，而有的宝宝天生就不爱哭。所以，宝宝喜欢大人抱不一定是惯出来的，有的宝宝就是喜欢被抱着，这样才舒服，被放下就会以哭表示抗议。家长不要自责，如果有时间、有精力，那就多抱抱宝宝吧！

宝宝害羞怎么办

 　　我家宝宝 13 个月大，总是很害羞，碰到陌生人就害怕，到陌生的环境也会很紧张，请问怎么办

 　　很多宝宝都会害羞，只不过有的轻些，有的重些。有些宝宝天生会对陌生的环境及陌生人恐惧，当碰到陌生人或到了陌生的环境后，会表现为紧张及害羞。宝宝往往先退到一旁，或躲藏在大人身后，观察及等待一段时间后才会出来玩。家长有时会很沮丧，担心自己的孩子胆小，有的家长甚至批评宝宝胆小，或强迫宝宝去和其他人打招呼，但是强迫和批评只能让宝宝更没有安全感！

　　解决害羞最好的办法是顺着宝宝，按宝宝的步调行动，给宝宝时间适应新的环境。当宝宝需要安慰和帮助时，握住宝宝的手或抱抱他，尽量对宝宝害羞的行为持宽容的态度，这样别人就不容易嘲笑宝宝，宝宝也会很快建立自信，逐渐变得不怕生了。

宝宝喜欢吃手指怎么办

 我家宝宝5个月，非常喜欢吃手指。请问吃手指对宝宝有什么危害，需要干预吗

 有证据表明，一些宝宝甚至在出生前就开始吃手指了，并且很多宝宝都会出现吃手指的现象。我们可以认为这是一种习惯，并且这种习惯很常见，可能宝宝自己都没有意识到。吃手指多发生在宝宝感到有压力或比较累的时候，可以使宝宝冷静下来并获得自我安慰。

当家长发现宝宝吃手指，不要紧张和沮丧，超过一半的宝宝在7个月大左右就不会再吃了。有些宝宝可能需要年龄再大些才不吃手指，家长需要做的就是耐心等待，除非宝宝5岁左右还有吃手指的习惯，才需要担心。

当宝宝吃手指时，家长可以采取转移注意力的方式来阻止，比如使用安抚奶嘴，或让宝宝玩其他玩具。家长要经常帮宝宝洗手，以减少手－口途径传播疾病的风险。如果宝宝5岁了还在吃手指，或出现手指肿胀及感染，就需要带宝宝就医。

医生通常只会对超过5岁仍吃手指的宝宝进行治疗，因为宝宝长大入学后，会进步很快，受到同龄人的影响，至少会改掉白天吃手指的习惯。刚开始家长可以温和地提醒，特别是在白天提醒宝宝，比如减少吃手指的次数就鼓励或奖励。如果温和的提醒不起作用，可采取厌恶法——在宝宝的手指上涂苦或辣的东西，或在手指上缠绷带等，目的是让宝宝逐渐对吃手指产生厌恶。不管家长采用任何方法，只要宝宝愿意改掉吃手指的习惯，治疗就算成功。

第一篇 当您的宝宝生病时

第二篇 宝宝常见疾病

第三篇 疫苗接种

第四篇 宝宝常做的检查解读

第五篇 微量元素和钙

第六篇 那些疾病之外的问题

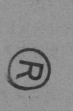